JN261356

治す空手

空手の形と呼吸法で手足は動く！

山田治義

治す空手

空手の形と呼吸法で手足は動く！

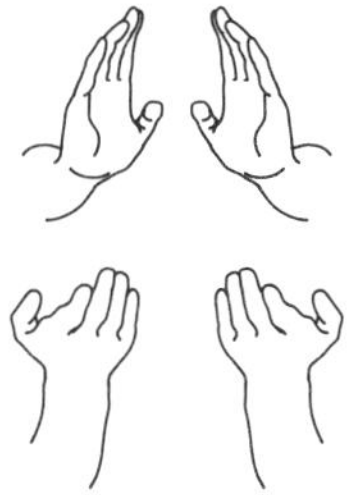

はじめに

平成十七年六月、六十七歳の私に下された診断は脳梗塞でした。ショックでした。それまで病気らしい病気をしたことのなかった私は、これは何かの間違いだろうと思い、複数の病院を受診しましたが、診断結果は同じ。その後、国指定の難病であるサルコイドーシスまで発病していたことがわかったのです。

三年間昼夜を問わず介護してきた認知症の母親を見送ったあとの、ありあまるほどの悲しさからようやく立ち直り、これで夜はゆっくりと眠り、治療院の仕事にも道場の稽古にも専念できると思っていた矢先のことでした。

愕然としましたが、しかし私はこれらの病気をちゃんと受け入れようと思いました。受け入れて、そしてそれに対処しよう。そう思ってリハビリを繰り返していました。

そんなある日のことです。ずっと続けていた空手の基本の形《かた》を練習しているときに気づいたのです。日常生活では動きづらい手足が、その形の稽古では動かせることを。もちろん、発病前の動きとは雲泥の差がありました。しかし、私はそこに光明をみつけたのです。その日から意識的にその形をリハビリに取り入れました。

そして現在、ほぼ発病前と同じ身体に戻すことができました。

これは空手を長年やっていた私だからできたことなのか。いやそうじゃない、空手をまったくやっていない人でもできるはずだ。そして、私と同じような苦しみをかかえて生活されている人に、私のおこなった回復の方法を伝えるべきだ。それが長年空手道を邁進してきた私に与えられた大きな役割ではないか。空手道からいただいたものを自分だけのものにするのではなく、世の役に立つことに使うべきだ。

そう確信してこの本を上梓しました。

誰にでも、簡単に、いつでも、どこでも、できる方法を書いています。

この拙著が多くの人の身体と心の回復に役立つことを願っています。

もくじ

はじめに　2

第一章　あれ？　真っ直ぐに歩けない、手も上がらない！　7

1　母親の介護のストレスと睡眠不足が引き金だった　8
2　健康には自信のあった私が、脳梗塞？　12
3　くそ！　足は引きずるようになるし、手も上がらない　16
4　階段から滑り落ちる　17
5　サルコイドーシスという難病だった　19

第二章　空手の形と呼吸法で治すという決断　25

1　「転掌」と「内歩進」に効果あり　26
2　さらに空手の「呼吸法」を組み合わせてみる　35
3　心の健康をつくるセロトニンと呼吸の関係　47
4　「山田先生、凄い！」、担当医が驚いた　58
5　空手家だけではなく誰でもできるトレーニングを　62

第三章　「転掌」「内歩進」「呼吸法」の簡単トレーニング　65

1　両手を同時に動かす「転掌」　66
2　転倒しない足腰をつくる「内歩進」　82

あとがき　94

第一章

あれ？ 真っ直ぐに歩けない、手も上がらない！

それは加齢のせいかと思っていました。
六十年以上も空手に精進してきた私が、
空手で怪我をすることはあっても、原因も見あたらないのに、
手足が動きにくくなるとは考えられなかったのです。
しかし私の手足の動きは日ごとに悪くなっていきました。
「これはおかしいぞ、なにか変だ」
そう思って病院に駆け込んだのが六十七歳のとき。
そこから私の病気との闘いが始まったのです。

1　母親の介護のストレスと睡眠不足が引き金だった

「ガタン」という大きな音が今夜も聞こえた。寝付いてまだ一時間もたっていない深夜三時。もう慣れているとはいえ、やはり意識の奥では気になっているのだろう。いつものように素早く寝床を離れた。

部屋の中は目を覚ますには充分な初冬の冷気だった。今度は「ドスン」という音とともに、何やら水音もする。

〝エッ、何か変だぞ、いつもと違う〟

急いで母親の部屋に行った。明かりを点けて部屋を見渡しても母親はいなかった。イヤな予感がした。こういうときの予感はほぼ的中する。廊下に出てみると、水浸しの中に座り込んだ母親はいた。

最初に聞いた「ガタン」という音はトイレの扉にもたれかかった音だったのだろう。

いつもは私が連れて行って用を足させるのだけど、ボケているとはいえ、女性としての意識は心の中にあったのだろう。息子に用便の世話をさせるのがイヤで、無意識に自分でトイレに行ったのだ。行ったのはいいが、大量のトイレットペーパーでトイレを詰まらせ、廊下を水浸しにした。

廊下にあふれた水の中に座り込んだ母親は私を見上げながら、何度も「ハルヨシ、ハルヨシ」と私の名前を叫んでいた。

「お母ちゃん、あかんで、こんなところにいたら」

母親を抱きかかえ、いったん濡れていない場所まで移動させ、濡れきっている下半身を乾いたタオルで拭った。深夜の冷気で母親の肌は冷え切っていた。

部屋に戻り、濡れた下着を替え、布団に寝かせてから廊下にあふれた水を拭い、再び母親の部屋に行くと、何もなかったかのように母親は安らかな寝息を立てていた。

「ふ〜」

自分でも驚くほど大きなため息が出た。時計を見ると三時過ぎ。〝二時間ほど眠れそうだなぁ〟、醒めきった頭でそう思った。

そこには、二時間しかではなく、二時間も続けて眠ることができることにほっとしている自分がいた。

＊　＊　＊

もう三年近くの間、こんなことが毎夜繰り返されていました。

認知症が始まっていた母親を引き取り、整骨院を開業している自宅で同居したのは平成十二年の春からでした。母親の生き方、考え方に大きな影響を受けて育った私にとって、母親と同居して介護するのは当然のことでした。十代の頃から秋田から出てきて関西で空手の修行をしていたので、ずっと別居している母親と同居することをどこかで喜んでいたのです。

私は昭和十三年に秋田県で生まれましたが、その年の十二月に父親が支那事変（日中戦争）で戦死し、祖父母と母に育てられました。その後昭和五十八年に縁あって尼崎に居を移しました。文字通りの一人っ子で育った私にとって、母親の存在はとても大きいものでした。自分で仕事をしながら懸命に私を育ててくれた母親です。秋田の家は貧しかったのですが、私の教育には熱心に力を注いでくれました。今の私があるのはそんな母親が育ててくれたからです。

同居をはじめてからしばらくして、母親は脳出血になり手術を受けることになりました。手術はうまくいったのですが、その後血管性痴呆を患ってしまったのです。

懸命に介護したのですが、そのかいもなく母親は亡くなりました。私なりに懸命に介護したと思っているので、しばらくは大きな虚脱感から抜けられない日々が続きました。〝私は充分な介護をしたのだろうか？〟〝それを母親は喜んでくれていたのだろうか？〟〝認知症が進んでいた母親は、私がずっとそばにいたことをわかっていたんだろうか？〟、そんな想いで過ごしていました。

その頃からです。今度は私の身体に小さな変化が起こりました。

2　健康には自信のあった私が、脳梗塞？

私は自宅で少し大きい整骨院を経営しています。一階が治療院、二階が生活の場所、三階は糸東流修交会義心舘の空手道場です。治療院で患者さんに施術しているときです。手の中にある治療器具を落としてしまったのです。そのときはさほど気にはかけていなかったのですが、それが何回か続くようになってきたときに、従業員の女性から「先生、最近よくものを落としますね」と笑顔で言われました。「そうか、私も最近ちょくちょくものを落とすなぁと思っていたんだよ。やっぱり年だねぇ」と、私も、たぶん本当には笑っていなかったのでしょうけれど、笑顔で返しました。

そう言ったものの、その頃の私は自宅でもコーヒーカップやお箸を落としていたのです。さすがの私も〝アレ？ おかしいな〟と思い始めました。でもそれはたまたま手に力が入っていなかったとか、他のことを考えて注意不足だったとか、私の身体に実際に起こっていることから目を背けようとしていたのですね。

健康には人一倍自信があったというのは十六歳から始めた空手道を何十年と極めようと修練してきた身体だったからです。現在は糸東流修交会義心館を主宰し、国内支部百箇所（分道場含む）、海外支部三十か国を数え、会員数は五万人以上になっています。今では私が直接稽古をつけることも少なくなりましたが、道場では毎週二回の稽古をこなしていました。だから、「この私が」という思いがあったのです。

決して慢心していたのではありません。人間の身体の構造や鍛え方は誰よりもわかっています。筋肉系だけでなく、内臓系や循環器系の健康にも気を遣った生活をしていました。

相変わらず身体の不調は続いていて、とにかく何をしても〝しんどいなぁ〟と思うようになっていました。今から思えば当然ですが、このときはまさかこの私が脳梗塞とは思っていなかったのです。なまじ体力があり、いつも元気で生活を続けていると、こんなものでしょう。でも、人の臓器は筋力とは関係なく弱ったり不調になったり、病気を患うことがあるということを思い知りました。

あまりのしんどさに、ようやく医者に行く気になりました。ただ、そんなに深刻なことはないだろうとたかをくくっていたので、最初に診断を受けたのは近所の町医者でした。そこで、とりあえず点滴を打ってもらい帰宅しました。点滴のおかげか、何となく楽になった気がしましたが、すぐに身体は不調を訴えてきます。

この年、毎年春に開催している義心舘の世界大会がありました。もちろん舘長の私は大会の責任者として参加し、日本各地、世界各国からやってきた若い空手家たちの演武、形や組手の試合を見ていました。

私たち義心舘で長く修練してきた空手家の一人に西尾健資先生がいます。彼は京都大学医学部の先生です。会場で私と出会った彼は、挨拶の後すぐにこう聞いてきました。「先生、失礼ですが、身体のどこかが悪いのですか?」。現役の医師である彼は、一目で私の不調を見抜いたのです。

弟子たちに身体のことを心配させたくなかったので話をしていなかったのですが、医師である彼なら大丈夫だろうと思い、今までの症状をすべて話しました。そうすると彼はすぐに、「先生、その症状は医者としてすごく気になります。放っておくと大変なことになるかもしれません。とにかくすぐに診察を受けてください。病院は信頼できるところに紹介状を書きます」と関西医大附属病院を紹介してくれました。

次の週、私は診察を受けました。その日にＭＲＩを受診し、脳梗塞と診断されたのです。

3　くそ！　足は引きずるようになるし、手も上がらない

脳梗塞の診断が出てから投薬とリハビリの毎日でした。しかし、症状はまったくといっていいほど変わらず、いや、むしろ悪くなっていっているように思いました。気がつくと足を引きずるような歩き方になっていました。それでも、義心館の館長として弟子たちに稽古はつけていました。今だから言えるのですが、その頃は手足の不調はひた隠しにし、絶対にわからないように振る舞っていました。実際に不調を知っていたのはごく限られた幹部たちだけです。

しかし、症状はどんどん悪くなっていくばかりでした。稽古も満足につけることが

できなくなっていきました。

相変わらず手足は不自由なままでした。それに加えて今度は動悸が激しくなる日々が増え、めまいも頻繁に起こるようになってきました。ときどきですが胸も痛くなる。一階の治療院で仕事をしていてもすぐにしんどくなって、何度も二階にある自宅に戻ってソファーで横になり、動悸やめまいが治まるのを待ってから、一階に戻って仕事をするという日々が続きました。

4　階段から滑り落ちる

こんな状態の中でも治療院での仕事と空手の稽古はおこなっていました。

その日もいつものように二階で横になり、しばらくすると身体が楽になったので一階の治療院に行こうと階段を降りたのです。一歩二歩と注意しながら降りていたのですが、自分ではちゃんと階段を踏みしめているつもりでしたが、一段踏み外したのです。あっという間に階段の下まで滑り落ちました。

手足が不自由とはいえ、空手家としての自分は一般の人よりは身体は強靱で、特に足腰に関しては強い自信を持っていたのです。

ショックでした。

その頃の私は、手足がうまく動かせないときも自宅で自分の稽古は続けていました。不思議なことに、空手の形を稽古しているときは、普段不自由な手足が、正常なときよりも動きは鈍いとはいえ、いつものように形はできていたのです。長年やってきたことだから、私の身体にしみこんでいると言えばそれまでですが、日常生活では動かせない手や足が動かせるのです。

〝これは何だろう〟〝何で日常生活ではスムーズに動かせない手足が、稽古では動かせるんだ〟

その答えは、空手の形「転掌《てんしょう》」と「内歩進《ないはんちん》」にありました。

〝「転掌」と「内歩進」をリハビリとして続けていたら、かなり効果が上がるんじゃないだろうか〟

私の目の前は、一気に明るく開くような感じになっていきました。しかし、手足が不自由なのは脳梗塞が原因なのですが、動悸やめまい、胸の痛みなどは脳梗塞のせいではなかったのです。

5　サルコイドーシスという難病だった

「転掌」と「内歩進」を中心としたリハビリは徐々に効果を発揮していました。

そんな頃です。治療に通うのに便利だろうということで、関西医大附属病院の先生から、自宅のある尼崎の労災病院を紹介していただきました。関西ろうさい病院で治療を受けていたある日、担当の若い医師が私の皮膚にいくつもできていた斑点に疑問を持ちはじめ、「ちょっと調べてみましょうか」と皮膚科に連絡してくれました。加齢に伴う斑点かなと思っていた私は、ついでにちょっと調べておくか、といった軽い気持ちで皮膚科を受診しましたが、これがたいへんな病気の症状の一つだったのです。

その病気は〝サルコイドーシス〟、自己免疫疾患の一種です。残念なことに完全な治療方法は見つかっていない国指定の難病です。皮膚科の医師は、「山田先生、これは皮膚科だけを受診していてもだめです。循環器や内臓、眼も調べましょう」と、他の科の受診を手配してくれました。

幸いなことに、関西ろうさい病院は総合病院なので、この病院だけでサルコイドーシスがもたらすすべての疾患の受診と治療をすることができます。その結果、脳梗塞に加えて、腎不全、不整脈、大動脈弁閉鎖不全症、緑内障などが次々と発見されました。

サルコイドーシス（sarcoidosis）というのは、ラテン語で「肉のようなものができる病気」という意味です。目に見える大きさのものから顕微鏡でやっと見えるようなものまで、大小様々な類上《るいじょう》皮《ひ》細胞《さいぼう》肉《にく》芽《が》腫《しゅ》という「肉のかたまりのような」組織ができる病気です。「肉のかたまり」といっても癌とは全くちがって悪性疾患ではありません。

サルコイドーシスは原因不明の多くの臓器に発症する疾患です。この病気は、全身のいろいろな臓器（頻度が高いのは両側肺門、リンパ節、肺、眼、皮膚、唾液腺、心臓、神経、筋肉など）に、結核によく似た病巣を作ります。一般にそのような病巣は「非《ひ》乾酪性《かんらくせい》類上皮細胞肉芽腫」と呼ばれています。罹患部位から採取された組織標本に「非乾酪性類上皮細胞肉芽腫」が存在すれば確実となりますが、しかし、現在までその原因は明確にされていません。

サルコイドーシスの本体は、感染症でも悪性新生物でもなく個体のもつ異常な免疫反応と推定されます。
症状は、目のかすみ、視力低下、咳、呼吸苦、色々な皮膚の発疹、不整脈など臓器によって異なりますが、肉芽腫ができた臓器の障害として現れます。サルコイドーシスのさらにやっかいなところは、病変の拡大が認められる前は多くは無症状だということです。日本において、一年間に新たに発症するサルコイドーシス患者数は人口十万人あたり二～三人です。患者さんの約四〇％は気付かない人がいると言われています。私はまさにこの四〇％の中にいたのです。

脳梗塞だけではなくサルコイドーシスも患った私は、しかし、症状の改善に対して、決してめげるということはありませんでした。脳梗塞の症状、手足の不自由に対する「転掌」と「内歩進」に「呼吸法」を組み合わせたリハビリとトレーニングの効果を確信していたからです。実際に、少しずつですが良くなってきていました。

以前のように手足を動かしたいという思いからはじめたリハビリとトレーニングですが、続けているうちに、サルコイドーシスの症状も目に見えて改善してきたとまでは言えませんが、少なくとも悪化することはなかったのです。もちろん、治療と投薬の効果は大きいと思いますが、もしかすると、リハビリとトレーニングが身体の免疫力をアップさせたのかもしれません。治療法のない難病ですから、完治するということはないのです。でも、症状を緩和していくことはできているのかもしれません。

この頃の私の症状は、身体中に皮膚疾患、赤黒い痣が出ていました。それがどこかに当たると出血することもありました。心臓疾患のうち、不整脈はアブレーション治療で改善しました。足の付け根の太い血管からカテーテルを入れて、心臓内部の不整脈の原因となっている部分を高周波で小さく焼き切る治療です。腎臓疾患、腎不全は現在も投薬治療をしています。緑内障は症状が進むことはありませんでした。

このようにサルコイドーシスの症状は一進一退でしたが、私は仕事と道場での空手の稽古は続けていました。それ以外にも、年一回の世界大会「ワールドコングレス＆カップ」の準備や国際親善パーティー、各種授賞式、セミナーや演武等々、各種大会の審査や昇段の判定委員として各地に出かけることも少なくありません。とにかくやることがいっぱいありました。国内だけではありません。海外の支部に出かけ、その国で開催される政府関係のレセプションやセミナーなど、東奔西走の日々を送っていました。また、芦屋大学の客員教授も務めているので、授業や空手の稽古にも出かけていました。こんな風に動き回っているときにも、その地方や国のホテルや道場で、「転掌」、「内歩進」と「呼吸法」のリハビリとトレーニングは続けていました。

第二章

空手の形と呼吸法で治すという決断

サルコイドーシスという難病には
決定的な治療法がありません。
でも、手足の動きは、きっと！　必ず直せる！
空手家としての直感といえるかもしれません。
何とか手足を以前のように動かせる状態にしたい。
そう願って闘病生活をしていた私は、
並行していつもの空手の練習はおこなっていました。
そうすると、あることに気がついたのです。
日常生活の動きではダメだった手足も、
空手の形のトレーニングでは動かせたのです。
それが「転掌」と「内歩進」、そして「呼吸法」です。

1 「転掌」と「内歩進」に効果あり

「転掌」と「内歩進」を中心としたリハビリ、トレーニングを続けていて、自分の身体でその効果を確信しました。そこから一気にリハビリは進みます。

この二つを中心にリハビリしていると、日常生活では上がらなかった手がどんどん上がるようになってきました。歩行も両足のバランスがうまく取れるようになり、ふいにつまづくということもなくなってきました。

このリハビリを続けているうちにわかってきたのが、〝動かない片手だけを上げるのではなく、両手を連携させて動かすと上がる〟ということでした。

「転掌」も「内歩進」も、私が何十年とトレーニングしてきた空手の基本の形です。身体が不調だとはいえ、私にとってはできて当たり前の動きです。だから、最初は形のトレーニングと日常生活の動きを別のものだと考えていました。ところが、たとえば座ったままでも両手にタオルを持って「転掌」の形をすると、両手がスムーズに上がるのです。

この転掌は、空手道で練習する基本の形のひとつです。本の後半ではこの転掌の動きを応用したリハビリ方法を紹介しますが、空手の練習でする転掌とはどんな動きかを紹介しましょう。本来、転掌とはどのような形なのかをわかっていただく方が、後半で紹介するかんたんなリハビリ方法の動きの効果をわかっていただけると思うからです。文章だけの紹介なのでわかりにくいかもしれませんが、イメージしてみてください。

①掌底《しょうてい》（手のひらの下部）で天を持ち上げる。

②掌底で地を押さえる。
③正面を押す。
④すべてのものを外から内側へ寄せる。
⑤貫手《ぬきて》（手の指を真っ直ぐ伸ばし相手を攻撃する技）で相手の喉もとに刺し込む。
⑥小指で相手の喉もとの胴衣の襟を引っかけて自分の方へ引き寄せる。
⑦回し受けにより上の手で相手のアゴを掌底で押し、もう一方の手で自分の急所をカバーする。

こんな動きです。これをもっと具体的な動きで紹介してみましょう。

1　結び立ち（「気をつけ」の姿勢）で立つ。
2　黙想で目を閉じ、両手は手刀にして金的の前で重ねる。（右手を下、その上に左

手を重ねる）

3　「転掌」、「用意」という掛け声とともに、目を開き、息吹《いぶき》（息を吐くこと）をおこなう。

息吹は、舌を下前歯の内側歯茎に着け、丹田《たんでん》から息を思いっきり吐きます。「カーッ」と息を吐く。足は外八の字から内八の字に構える。

4　右三戦《さんちん》立ちに構える。

5　ゆっくり左拳を引く。

右手四本指をくっ付け、四本の指で相手の襟を引っかけるように、手首を柔らかく内掛け・外掛けをおこない、息吹をしながら、胸横から上段掌底受け（手のひらを上にして、天を持ち上げるように手を上げる）をおこなう。

（注）内掛け・外掛けをおこなうときは、鼻から息を吸う。

6　上げた右手を大きく外に回しながら、右胸の横に持っていき、息吹をおこないながら下段掌底受け（手のひらを下に向け、地を押さえるように身体の中心、金的の前に降ろす）をおこなう。

7 鼻で息を吸いながら、右孤拳《こけん》受けをおこなう。孤拳をミゾオチ前に持ってきて、手首を回転させてそのまま手刀を身体の前から、正面に向かって伸ばしていく。（手刀打ちこみ）

8 息を吸いながら、右外孤拳受けをおこなう。（手を外へ出していく）出した手を、息吹をおこないながら内側に向かって掌底受けをおこなう。

9 息吹をおこないながら、左三戦立ちになる。

10 右拳をゆっくり引く。

【右手でおこなった動き（5～9）を、今度は左手でおこなう】

左手四本指をくっ付け、四本の指で相手の襟を引っかけるように、手首を柔らかく内掛け・外掛けをおこない、息吹をしながら、胸横から上段掌底受け（手のひらを上にして、天を持ち上げるように手を上げる）をおこなう。

11　上げた左手を大きく外に回しながら、左胸の横に持っていき、息吹をおこないながら下段掌底受け（手のひらを下に向け、地を押さえるように身体の中心、金的の前に降ろす）をおこなう。

12　鼻で息を吸いながら、左孤拳受けをおこなう。孤拳をミゾオチ前に持ってきて、手首を回転させてそのまま手刀を身体の前から、正面に向かって伸ばしていく。（手刀打ちこみ）

13　息を吸いながら、左外孤拳受けをおこなう。（手を外へ出していく）出した手を、息吹をおこないながら内側に向かって掌底受けをおこなう。

14　息吹をおこないながら、右三戦立ちになる。

15　両拳をゆっくり引く。

【右手・左手でおこなった動き（5～9・10～14）を、今度は両手でおこなう】

16 左右の手の四本指をくっ付け、四本の指で相手の襟を引っかけるように、手首を柔らかくして、両手で内掛け・外掛けをおこない、息吹をしながら、胸横から上段掌底受け（手のひらを上にして、天を持ち上げるように手を上げる）をおこなう。

17 上げた両手を大きく外に回しながら、両胸の横に持っていき、息吹をおこないながら下段掌底受け（手のひらを下に向け、地を押さえるように身体の中心、金的の前に降ろす）をおこなう。

18 鼻で息を吸いながら、両手で孤拳受けをおこなう。孤拳をミゾオチ前に持ってきて、手首を回転させてそのまま手刀を身体の前から、正面に向かって伸ばしていく。

19 息を吸いながら、両手外孤拳受けをおこなう。（手を外へ出していく）出した手を、息吹をおこないながら内側に向かって掌底受けをおこなう。

20　手刀を作り、両手の指を相手の襟首に引っかけ、自分の方に引っ張ってくるイメージで引手をおこなう。

引いたとき、正拳の状態で左右の胸横に持ってくる。（手の甲が下向き）

そのときすばやく息を吸い込む。

21　両手の指が相手のろっ骨に突きさささるように、ゆっくり両手の胸に向かって、息吹をおこないながら貫手をおこなう。

22～23　20～21と同。

24～25　20～21と同。

（20～21の動作を三回おこなう）

26　右足を一歩引いて下がり、左三戦立ちの状態で右手が上の回し受けをおこなう。

そのとき、息吹をおこないながら、右手の掌底を相手のアゴ、左手の掌底を自分の金的の前に持っていく。

27　左足を一歩引いて下がり、右三戦立ちの状態で左手が上の回し受けをおこなう。そのとき、息吹をおこないながら、左手の掌底を相手のアゴ、右手の掌底を自分の金的の前に持っていく。

28　「直れ〜!」で、残心をしながら、両手を重ね（右手が下・左手が上）、顔面の前を通り金的前に降ろす。そのときは、結び立ちになる。

※何度も、何度も稽古をおこない、最終的には、技と呼吸を一致させた動きになるようにします。呼吸の元、丹田に意識をもっていきます。

これが空手道の転掌の方の動きです。どうですか、イメージできましたか?

私はこの転掌の練習を毎日やっていました。空手を何十年とやっていた私だからできたことです。空手をやったことがない人には、この文章だけではイメージも動きもできないと思います。そこで、転掌をリハビリで苦労されている方にやっていただきたいと思い、この本を上梓しようと思ったのです。

この本の後半には、この転掌の形を応用した日常生活の中でできるかんたんなリハビリ方法を写真で紹介しています。

2 さらに空手の「呼吸法」を組み合わせてみる

「転掌」と「内歩進」を取り入れたトレーニングに効果があるとわかった私は、意識的に「呼吸法」を組み合わせたら、もっと効果が上がるのではないかと考えました。その「呼吸法」は、空手の形やトレーニングでは当たり前にやっていることです。

人間が生きていくのに「呼吸」は必須のものです。こんな当たり前のことが、なぜリハビリに役に立つのか。それは「自然呼吸」ではなく「呼吸法」としておこなうからです。「呼吸法」は空手以外にも、昔からヨガや座禅に取り入れられてきました。

最近、フィットネスジムでヨガのクラスが人気のようなので、ヨガと呼吸の関係をご存じの方も多いと思います。

では、自然呼吸ではなく呼吸法がなぜ身体強化と心の健康に重要な役割を果たしているのか。身体と心の両面からお話ししたいと思います。

まず、呼吸法と身体強化の関係を、空手と呼吸法の話からはじめましょう。

空手は中国から琉球（沖縄）に渡り、本州で発展したものです。古来中国では長江（揚子江）の南と北では自然の地形が異なり、「南船北馬」（南では船を、北では馬を多用する）という言葉があるように、江南は水路が多いため、舟上で足腰を固め、開手して攻防する形が中心となっていました。これが「南拳北腿《なんけんほくたい》」（南では手や腕を、北では足を多用する）です。

この中国拳法が福建省を経て沖縄に渡ってきて、江戸時代には薩摩藩が国中の武器を集め管理する「禁武政策」をとったことで、武器を必要としない拳法は各流派に分かれて大きく発展し、現在の空手道ができあがったと言われています。
昔の中国に華陀《かだ》〈後漢末の医者。魏の曹操の怒りに触れ殺された。生没年不詳〉という名医がおられました。医学上の見地から動物の生態を研究し、「五禽《ごきん》の戯《ぎ》」という呼吸法を取り入れた武術を考案しました。その呼吸法が現在の武術に影響を与え、ずっと発展してきました。呼吸法とはある種の健康法でもあります。

このように、呼吸法―健康と医学と武道はお互いに関連してきたもので、切りはなすことができないものであるといえるでしょう。

○凝縮したパワーを出すために

〈止める息〉

呼吸は肺のある生物すべてが意識しないでやっていることです。みなさんも普段は

「息を吐く」と「息を吸う」を意識せずにやっていると思います。

また「息を止める」がありますが、これも意識せずにやっていることが多いでしょう。「息を止める」は、たとえば重たいものを持ち上げるとき、グッと力を入れる一瞬、呼吸を止めて持ち上げるでしょう。また重たいものを押していくときには、力を下の方に集中させ、呼吸を止めてグッとパワーを前に押し出しますね。これらは、いわゆる「火事場の馬鹿力」といわれるものと同じです。無意識に呼吸を止めて最大限の力を出す。この「止める息」というのが武道では大事な「息」なのです。

武道ではこれを意識的にできるように訓練をおこない、体得していきます。

〈正式と逆式の呼吸法〉

みなさんも呼吸をするときには、鼻でするか口でするか、あるいは両方でするとと思います。あるいは、鼻で吸って口で吐く、逆に口で吸って鼻で吐く。いろんな方法があり、それぞれのタイミングでやっていると思います。
しかし、呼吸に正式と逆式があるのはご存じないかもしれません。これはどういうことかといえば、正式というのは、吸うときに胸郭を開いたり腹を膨らませ、吐くときには胸郭か腹を縮ませる方法です。逆式の場合は、吸うときに胸郭や腹を縮ませ、吐くときに開くという方法です。

〈息の長短〉

もうひとつは呼吸の長短です。
長く吸って短く吐く。動物が獲物に向かっていくときなどはそうですね。これは「五禽の戯」で教えているように、長く吸って溜めた息をフッ！　と一気に出す呼吸法です。自分でパワーを溜めておいて、それを爆発させるということです。これは動物の本能からくる呼吸法ですね。自分にパワーを蓄積するためにはこの呼吸法が大事だということです。

武道ではさらに、長く吸って短く吐いたり、短く吸って長く吐いたり、短く吸って短く吐く、長く吸って長く吐くというような組み合わせをして、それに合わせて身体を動かします。普通は歩くときに意識せずにやっているのですが、空手は（武道全般がそうですが）それを意識的にやって訓練します。このように動物が格闘するときの呼吸法がほとんどの武道には取り入れられています。

○気功術について

今もまだ人気のある気功術ですが、健康法としておこなっている方も少なくありません。この気功術もやはり呼吸が基本になっています。

あるとき中国の気功医師、李向明先生（中国東方気功研究所所長）とお会いして、長い時間話をしたことがあります。そのとき彼は「空手でも拳法でも、柔道、剣道でも、すべて〈外形〉である」とおっしゃいました。以下はそのときの話です。

「人の身体は父母から生まれてもらってきた身体、それは〈外形〉である。それに対して気功は〈内形〉であり、したがって形がない。これは精神である。大宇宙に対して我々の身体が小宇宙と考えると、気功術の内形は陽と陰から成っている。陰は大きく、陽はその中の米粒のように小さいものである。その陽を鍛錬して大きくしていけば、〈気〉を外に発散していける。逆に陽が小さくなって消滅すると純粋な陰になる。それは一般には死を意味することになるが、そうではなく、神仏に還るんだ」という表現をしていました。

それでは陽を鍛錬するにはどうしたらいいのかとたずねたら、こう答えました。

「邪念、即ち外部の音を遮断する。邪念を遮断して、脊柱線を真っ直ぐにしてリラックスするんだ。それを何回も何回も繰り返していくと陽を鍛えることができる」

それはちょうど日本の禅、座禅に似ているなと思いながら聞いていました。座禅も、外部の音を遮断して邪から脱却して、ほんとうのリラックス状態に入る。そして座禅にも呼吸法があり、それも同じだなと思いました。

○欠かせぬ〈気〉の鍛錬

〈気〉というのは人の心の状態を表すときにも使う言葉でもあります。生気、精気、根気、気があるとか、気を詰めるという言い方もあります。先ほどの気功医師、李向明先生がおっしゃった「気功は内形、精神である」という言葉は、これらの人の心の状態を表す言葉とともに考えれば納得しますね。誰かと気が合うというのは、自分の精神がその人の精神と合うということで、お互いに気持ちが通じ合うということです。他にも〈気〉という文字を使う言葉はたくさんあります。気を遣う、嫌気がさすというのもそうですし、ある状況の中で自分のすべてがグッと前に出て行くときに、気が行くという言い方もします。

外形は筋肉のことですから鍛錬の成果は見て取れます。しかし内形―〈気〉の場合は、鍛錬していってても外からはその成果がなかなかわからない。自分でも見てわからないから、黙想して脊柱線を真っ直ぐにして自分で気を鍛錬するしかないわけです。そうして英気を養うのです。

空手には「平安《ぴんあん》」とか「三戦《さんちん》」、「公相君《こうそうくん》」、「内歩進」、「転掌」など多くの形があります。この中で「転掌」というのは、手の表裏の六つの機能を使うことから「六機《ろっき》手《しゅ》」と呼ばれています。鳥の羽ばたく動作とか、自然のいろんな動きを取り入れた手の動きを繰り返していきます。

ここで呼吸の話ですが、中国の「六機手」ではあまり呼吸を入れずに、ばん、ばーんと早く動くようですが、日本の場合は充分に呼吸を入れてやります。これを素人の方が見たら非常に気迫を感じることでしょう。奥義を極めた名人のようにはいかなくても、形と呼吸法の鍛錬によって気迫は充分に発揮できると思います。

○呼吸と吸呼

日常生活では、私たちは呼吸を意識しないで生きています。呼吸というものは、まず吐いてから吸うのです。つまり「呼・吸」ですね。それが現代の人たちでは、吸ってから吐く「呼・吸」とはまったく逆の「吸・呼」となっているように思います。

これが空手の場合は、すべて吐ききって、そしてスーッと吸う。正しく「呼・吸」の呼吸法になっています。

この呼吸法の道場が東京にもあって、そこの道場主さんは同じようなことを言っていました。この「呼・吸」を正しくおこなうために必要なことは、まず腹部の筋肉を柔らかくすることです。これが基本です。柔らかくした腹部を活用して「呼・吸」をおこないます。たとえば力を入れるときも、普通よくやるような腹部に力を入れ息を止めてするのではなく、柔らかくした腹部の筋肉を使って吐きながらおこないます。これをおこなうとき、腹部に手をあててやるとよくわかります。腹部に手をあてた状態で静かに大きく鼻から吸って、吸った息を静かに大きく鼻から吐く。この要領で腹部を柔らかくして呼吸をおこなってください。

この呼吸法が重要なのは、たとえばトイレできばって脳梗塞をおこすというような事故を防ぐことに役立つからです。これは息を止めてきばるからなのです。きばるときは必ず息を吐きながらきばること。これでトイレで脳梗塞をおこす割合は減ると思います。きばるときに息を吐きながらおこなうと、血管が破裂するようなパワーがかからずに脳への血流が普通の状態でおこなわれるからです。

これらは、呼吸の仕方が健康に与える影響は大きく、呼吸法が自分を守る防御法として活用できるという一例です。

◯呼吸法と武道

健康法の一つに早朝に六十回呼吸をするという方法があります。身体が楽になって一日の動きが良くなるといわれています。栄養をたくさんとってもそれを消化しなければ何にもなりません。この消化に必要なのが酸素です。空気はタダですから、いっぱい吸っていっぱい吐いてください。

毎朝自分の健康のために六十回呼吸をしてください。そのときは、普段している吸って、吐く「吸・呼」ではなく、思いっきり吐ききって、吸う「呼・吸」をしてください。

武道では、この「呼・吸」に「止める」を入れています。身体の中のパワーを集中させるためです。呼吸を止めることは、武道をするものにとってはとても重要なことなのです。それはたとえば、自分の車が後方から追突された交通事故を想像してみてください。あなたが運転席にいてバックミラーを見ていたとします。後ろから近づいてくる車が見えているあなたは、ぶつかる瞬間、追突の衝撃に備えてグッと息を止めるでしょう。息を止めることでパワーが一瞬蓄えられて、追突のショックに身体が耐えられるのです。今度はバックミラーを見ていなくて不意に追突されたときを想像してください。何の準備もなく追突されたときです。たとえ追突した車の速度が遅くても、身体への衝撃は相当のものになると思います。

これが健康法とは違う「止める息」を入れる武道の呼吸法です。武道ではパッと息を吐き出しパワーを集中しますが、健康法では吸った息をエネルギーに変え身体に循環させ、瞬間のパワーではなく、次のパワーとして蓄えていくといえるでしょう。

3　心の健康をつくるセロトニンと呼吸の関係

呼吸と身体強化の関係の話の中にも少し書きましたが、次に呼吸がどのように人の心に作用するのか、呼吸と人の心の関係についてお話しします。

呼吸は身体だけでなく心の健康にも重要な役割を果たしています。ヨガや座禅をやっておられる方は実感されていると思います。

ヨガではいろんなポーズに身体を動かしていきますが、そのときに身体が整えられていく感覚と同時に、心がやすらかになっていくことも実感されているでしょう。心がやすらかになっていくのは呼吸が大きな役割を果たしているのです。

では、なぜ呼吸がやすらかな心を作りだすのでしょうか。それにはセロトニンという神経伝達物質が重要な働きを果たしているからです。

○セロトニンとは

セロトニンはノルアドレナリンの量を減らす働きがあるため、ノルアドレナリンがもたらす不快感を抑えてくれます。ストレスが溜まっているときはこのノルアドレナリンが大量に分泌されている状態です。それを解消するのがセロトニンなのです。

たとえばストレスが溜まっているときに温泉に入って「あ～っ」と思わず声を上げ

ほっとする瞬間を誰もが経験していると思いますが、これは体内のセロトニンが増え、それが溜まっているノルアドレナリンの量をいっきに減らしてくれるからなのです。

セロトニンには出過ぎたドーパミンを減らす働きもあり、快感にブレーキをかけ落ち着かせる働きをします。「もう満足だ」という気持ちになるのはそのためです。

セロトニンが不足すると、不安や恐怖を内的に克服できず、心に傷害を及ぼす行為に至ることがあります。他の人には考えられないような感情にブレーキをかけることができず、快楽行為が止められなくなるのです。

○セロトニンの分泌サイクルとは

セロトニンは脳のほう線核という場所で分泌され、脳全体の神経に配られています。シナプス（神経終末）に放出されたセロトニンは、そのままなくなるわけではありません。約八〇％は元のシナプスに取り込まれ、残りの二〇％が酸素と結合し排出されます。ほう線核からシナプスに配給されるのは、いつもわずかな量なので、セロトニンの在庫が切れてしまわないように、こうしたリサイクルがおこなわれているのです。

◯なぜセロトニンのリサイクル機能が低下するのか

慢性的にストレスを感じ悩み続けると糖質コルチコイドというストレス物質がどんどん増えてきます。この糖質コルチコイドがセロトニンの再取り込み（リサイクル）を妨げます。ほう線核からの分泌はわずかだし、酸素と結合してセロトニンは常に二〇％排出されるので、脳全体に配られるセロトニンの量は少なくなるばかりです。そしてついに糖質コルチコイドは、セロトニンの再取り込み口を消滅させてしまうのです。そして体内では慢性的なセロトニン不足がおこります。

○セロトニンは何から出来ているのか

セロトニンの原料は「トリプトファン」という必須アミノ酸です。このトリプトファンがほうせん線核に入らない限り、セロトニンは生まれません。トリプトファンは人間の体内で作られないので、食物から摂取するしかありません。また、トリプトファンがセロトニンに変化するには、ビタミンB_6が必要です。

食物から摂取しなくてはならないトリプトファンが多く含まれるのは肉類です。また食事の満腹感はセロトニンがもたらす作用です。よくダイエットのために肉類を摂取しないという方がおられますが、実はそれは間違いなのです。ちなみに、女性のセロトニン量は男性の約五二％しかないという指摘もあります。

○セロトニンは睡眠にも大きく作用する

睡眠サイクルにはレム睡眠（夢を見ている浅い眠り）とノンレム睡眠（深い眠り）

があります。

セロトニンは一日中分泌されていますが、睡眠中はほう線核内のセロトニン神経の活動は弱くなっています。正常な睡眠には、レム睡眠とノンレム睡眠のサイクルが正常におこなわれ、朝方になるとセロトニン分泌量が増え、覚醒するというリズムが必要です。セロトニンはノンレム睡眠（深い眠り）を演出しているので、深い眠りを保つのは充分なセロトニン量が確保されていることが前提です。

つまり、人は眠りについてすぐにノンレム睡眠（深い眠り）が訪れますが、セロトニン不足の人はいつまでも寝つけず、深い眠りが訪れてこないのはこのためです。セロトニン不足になると、生体時計のリズムが崩れる、低体温、集中力の低下、摂食障害、肥満、糖尿病などの発生も考えられます。

○呼吸とセロトニンの関係

欧米では瞑想として呼吸法が広く医学の臨床の場で用いられています。また、呼吸法がセロトニン神経を活性化させて心の病気を治癒させるという研究もおこなわれてきました。特に腹式呼吸はセロトニン神経を活性化しセロトニンを分泌させ、ゆっくりとした呼吸は血中の炭酸ガスの濃度を変え、セロトニンの分泌を良くします。

このように身体や心の健康に欠かせないのがセロトニンです。

ではここで、この大事なセロトニンをより多く分泌させることができる呼吸法についてお話しします。

○座禅やリズム運動が効果的

座禅やリズム運動は感情を制御するセロトニン神経から分泌されるセロトニンの分泌を活性化させ、うつ病、自殺、パニック障害、摂食障害、あがり症、切れやすい子どもなどを治癒させ、スポーツ、武道の向上が期待できるといいます。

また、座禅、呼吸法（腹式呼吸）や散歩、ジョギング、エアロビクスなどのリズム運動を三十分おこなうことがセロトニン神経の活性化に効果があるといわれています。エゴイズムや感情の暴流は、学問知識では防止できず、座禅などの実践をしなければ止めることが難しいことがわかります。

腹式呼吸法や座禅は数々の苦が軽減できます。セロトニン神経を活性化する実践座禅に注目すべきだと考えます。座禅と同様に、歩行、咀嚼、呼吸などのリズム運動がセロトニン神経の活性を増強させます。この概念は、動物実験データを元にしたときのものですが、人間のリズム運動にあてはめて考えると、ウォーキング、ジョギング、咀嚼運動、呼吸法で尿中のセロトニン量が増加するというデータが得られます。

したがって、セロトニン神経とセロトニンは、このような生命活動の基本となる運動で活性化できるのです。

○座禅の呼吸法

座禅をおこなうときの呼吸法は腹式呼吸が中心です。腹式呼吸は腹を引っ込ませながら息を吐いていきます。この呼吸法は釈尊が考案したものです。これをおこなうと心が安定し、さらに悟りに至ると釈尊は教えていて、現代の座禅にも用いられています。これを毎日三十分おこなうとセロトニンが活性化されます。

釈尊が創始したアナパーナ・サチ、呼吸法は、日本では座禅の呼吸法です。欧米やインドではヨガの呼吸法、中国では気功法としておこなわれていますが、ここでは座禅の呼吸法として取り上げます。

○腹式呼吸のおこない方

1　肩の力を抜き、楽な姿勢で椅子に座り目を閉じる。

2　腹を引っ込めて深く吐いて吸う、深呼吸ほど長くはないゆったりとした呼吸をおこなう。

この1～2の「吐いて吸って」をひとつの単位として、数を一から十まで数えながらおこない、十まで数えたら再び一に戻り、「吐いて吸って」を十まで数える。これをワンセットとする。

ワンセット一回を五～十分でおこなう。

最初のうちはどうしても数字を意識しすぎてやや強い意念になります。そして次の段階では、数字に対する意念は次第に軽くなり、次第に呼吸に意識がいくようになってきます。さらにその次の段階では、数字や呼吸に対する意念が次第に軽くなっていき、最後には数字に対する意念はほとんどなくなり、数えようという意識がなくなっていきます。そして呼吸にほんのわずかな意念を用いるような状態、呼吸をただ微かに、見つめるような意識の状態になっていきます。

この呼吸法をおこなっていると、雑念が浮かんだり、身体のあちらこちらが気になっていくつまで数えたかわからなくなることがありますが、それは心身がリラックスしてきたために起こることなので悪いことではありません。しかし、呼吸法をおこなっている間、ずっと雑念や身体に意識をとらわれているとトレーニング効果を得られないので、何も考えない、意識しない状態になれるよう繰り返しトレーニングをおこなってください。

実はこれは座禅の「数息観《すうそくかん》」とほとんど同じです。「数息観」は呼吸に意識を集中することによって、精神を安定させて入静の状態に導く基本的な呼吸法のひとつで、調息と調心を結びつけた修練方法の一つです。天台宗の開祖、智顗《チギ》の整理した六妙法門《ろくみょうほうもん》（六種の止観《しかん》法）の最初の段階でもあります。

仏教がこれを用いたのは、この呼吸法が心身の安定に効果があることを経験的に知っていたからだと思われますが、私たち現代人には心身症にも効果があるようです。

4　「山田先生、凄い！」、担当医が驚いた

手足の不自由が改善されだすと、不思議なことにサルコイドーシスの諸症状も改善してきました。

サルコイドーシスには決定的な治療薬、治療方法がありませんが、発病原因のひとつに免疫力の低下があげられています。この免疫力を向上させることができ、症状が改善してきたのだと思っています。それは、私が脳梗塞のリハビリに取り入れた「転掌」、「内歩進」の効果以上に、「呼吸法」の効果が大きかったと思います。

そんなとき、西尾先生にお会いしました。私を一目見た西尾先生は、開口一番「山田先生、凄いじゃないですか。信じられない！　どうされたのですか？」でした。

西尾先生の見立てでは、医学だけでは考えられないほど、私は回復していたのです。

○西尾先生のお話

山田先生とは平成十八年五月の空手道大会（大学生）でご一緒させていただいたときに、自覚されていた「左下肢脱力」を訴えられたことがはじめてであったと記憶しています。

その後、同年六月九日、私が週一回外来に出ている枚方の佐藤病院に来られました。そのときは軽度ですがまだ「左下肢脱力」が残っていたようです。

佐藤病院に来られたときに脳ＭＲＩを実施したところ、両側大脳基底核と右前頭葉にラクナ梗塞※、右大脳皮質に新鮮梗塞が認められました。

その当時の「左下肢脱力」の原因は、この右大脳の梗塞によるものと判断しました。

山田先生の脳梗塞自体は多発性でも、それぞれが小さなものであったので、すぐに処置しなくても収斂する可能性はありました。

※ラクナ梗塞

脳の細い動脈（穿通枝動脈《せんつうし》）に生じる、大きさが十五ミリメートル以下の小さな梗塞のこと。ラクナとは、ラテン語で「小さい孔」「小さい空洞」の意味。脳内の血管壁の肥大や血栓による血管壊死、高血圧による血管損傷によって、半身麻痺、半身のしびれ、構音障害、感覚障害などの症状を引き起こす。日本で多くみられる脳梗塞のひとつ。脳梗塞の中ではもっとも軽症で、非常に小さな梗塞だとまったく自覚症状がない場合もある（無症候性脳梗塞）が、脳内で複数発生し、少しずつ症状が進行していく（多発性脳梗塞）と、認知症を引き起こすこともある。高血圧、糖尿病、加齢、喫煙などがその主な原因で、生活習慣の改善が予防につながる。

その他、心不全、腎不全がみられましたが、対処的にカバーしてもらえるよう佐藤病院内の医師を紹介しました。

治療は、脳循環収斂剤、予防薬の内服治療をおこないました。運動に関しては、日常生活を普段通りにおこなうことがリハビリになると話をしました。

その後、しばらくしてお会いしたときの驚きといったらなかったです。もうまったく健康なときの山田先生に戻られていました。

転掌、内歩進はともに、ゆっくりとした関節運動で、かつ関節可動域いっぱいにまで動かす筋収縮運動なので、麻痺した運動神経を刺激する効果は大きいと思います。

空手の呼吸法は酸素濃度を高め、虚血性病変の回復には有効と考えています。とくに山田先生のような一流の空手家の呼吸法はより有効でしょう。

5　空手家だけではなく誰でもできるトレーニングを

現在の私は、何の不自由もなく日常生活を送ることができています。もちろん、治療中にものを落とすことも、階段を滑り落ちることもありません。炊事や食事も脳梗塞以前と同じようにできるし、車の運転も安全にできています。もちろん、空手の稽古もです。

その頃思ったのです。この回復は空手家である私だからできたことなのか。いいや、そうではない。空手をやっていない一般の人にも効果が出る方法だ。なぜなら、「転掌」も「内歩進」も基本は誰にでもできるやさしい動きだ。このリハビリ、トレーニングを、私と同じように脳梗塞を患って半身不随になってしまった人たちに伝えたい。そして、以前のような日常生活を取り戻してもらいたい。空手家として私がやってきたことは、強くなることだけではなく、健全な心身を作ることだ。だから、私には伝える義務があるはずだ。

そう思い立って、その経緯とリハビリとトレーニング方法を一冊の本にまとめようと考えたのです。

空手の形の本はすでに何冊も出版しています。これらの本を空手をやっている人が見れば、「転掌」や「内歩進」の動き、動かし方はよくわかります。しかし今回のこの本は、空手家たちにではなく、一般の人たちにも簡単にできる本でなければならない。

そんな気持ち、志からこの本はできあがっています。

それでは、「転掌」、「内歩進」と「呼吸法」を応用したリハビリ、トレーニング方法をご紹介します。

コラム　使い痛みが起こらないための形

空手に限らずいろんなスポーツで、練習をし過ぎて「膝を痛めた」とか「腰痛がひどくなった」とか、こんな話をよく聞きます。基本的にスポーツをして健康を害することはないわけで、害するのは、やり方が間違っている場合が多いのです。たとえばテニスなら肘を痛めないスイングの仕方。ランニングなら膝や腰にダメージがこない走り方があるように、どんなスポーツにも「正しいトレーニングのやり方」があるのです。

人間の身体は臓器をのぞいて左右対称の構造になっています。片方の腕に力を入れて運動すれば、その反力はもう片方の腕や、両足、腰を中心に拡散され、負荷のバランスを取ろうとします。しかし、その負担が一方向のみで連続したり、一部の関節のみで収束させる動きになると、やがて故障に繋がります。

空手道も同様です。空手の「正しいトレーニングの仕方」が「形」で表現されているのです。「形」の通りにできていれば、いくら激しい動きであっても身体に一方的な負荷を溜めることはありません。つまり、故障することがきわめて少なくなるのです。

左右対称である人間の身体構造に忠実に、空手の「形」はできています。この本で「形」を使ったリハビリ、トレーニングをお勧めしているのは、そんな理由もあるのです。

第三章 「転掌」「内歩進」「呼吸法」の簡単トレーニング

「空手には身体を治す力がある」
そう確信した私がおこなったリハビリ方法を紹介します。
空手の形というと難しいと思われるかもしれませんが、
空手なんてやったことがないという人が、
いつでも家の中で簡単におこなえる方法です。
前章で紹介した「転掌」と「内歩進」を応用したものですが、
形の動きを分解写真で掲載しているので、
形のどこを使っているかもわかるようにしています。
呼吸の「吐く、吸う」は写真の中で表示しています。
さあ、簡単リハビリ、トレーニングを始めましょう！

転掌

1

両手を同時に動かす「転掌」

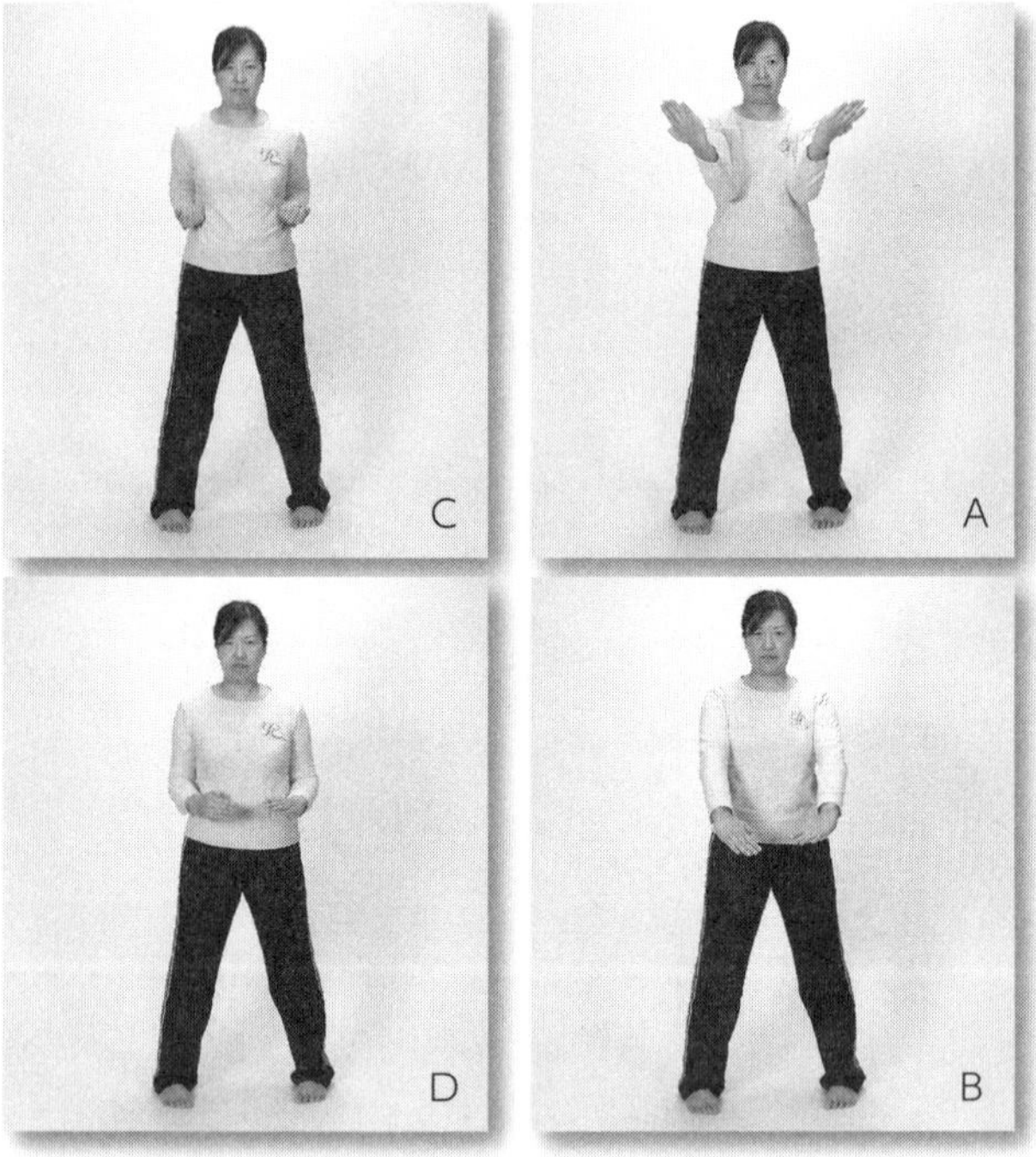

「転掌」とは

転掌とは、両手の動きを納めた空手の基本形のひとつです。転掌は右ページのような動きと流れでおこないます。その特徴は、「両手を同時に動かす」ことにあります。

前述したように、私の「両手を同時に動かすと、なかなか動かなかった不自由な方の手も動く」という体験から、この転掌を元にしたリハビリ、トレーニングを考案しました。

次のページでは、転掌の形の中から空手未経験者の方でも簡単にできる形の動きを一つひとつ紹介しています。右ページにある転掌の動きと流れをイメージしておこなってください。

転掌

効果的なリハビリとトレーニングができるように、
転掌の動きと流れをイメージできるようにしてください

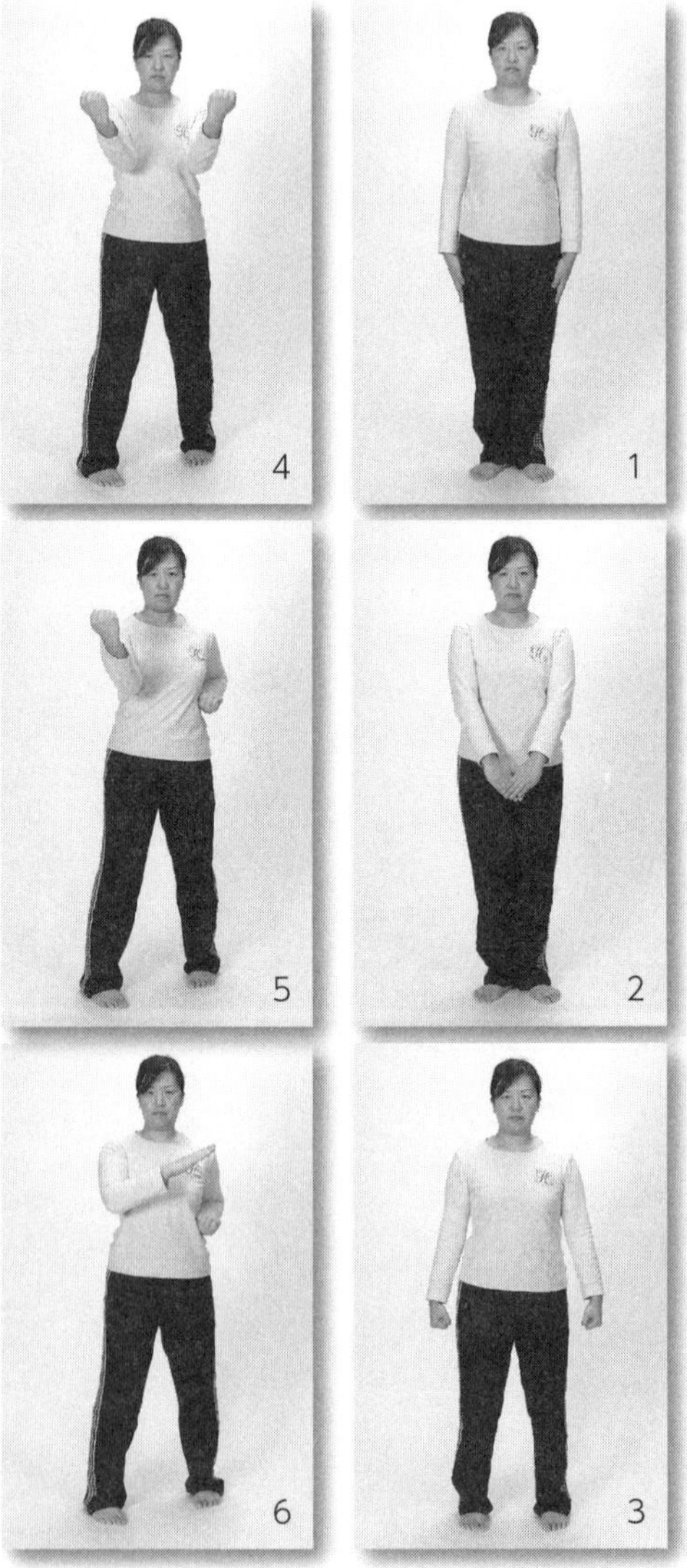

13
10
7
14
11
8
15
12
9

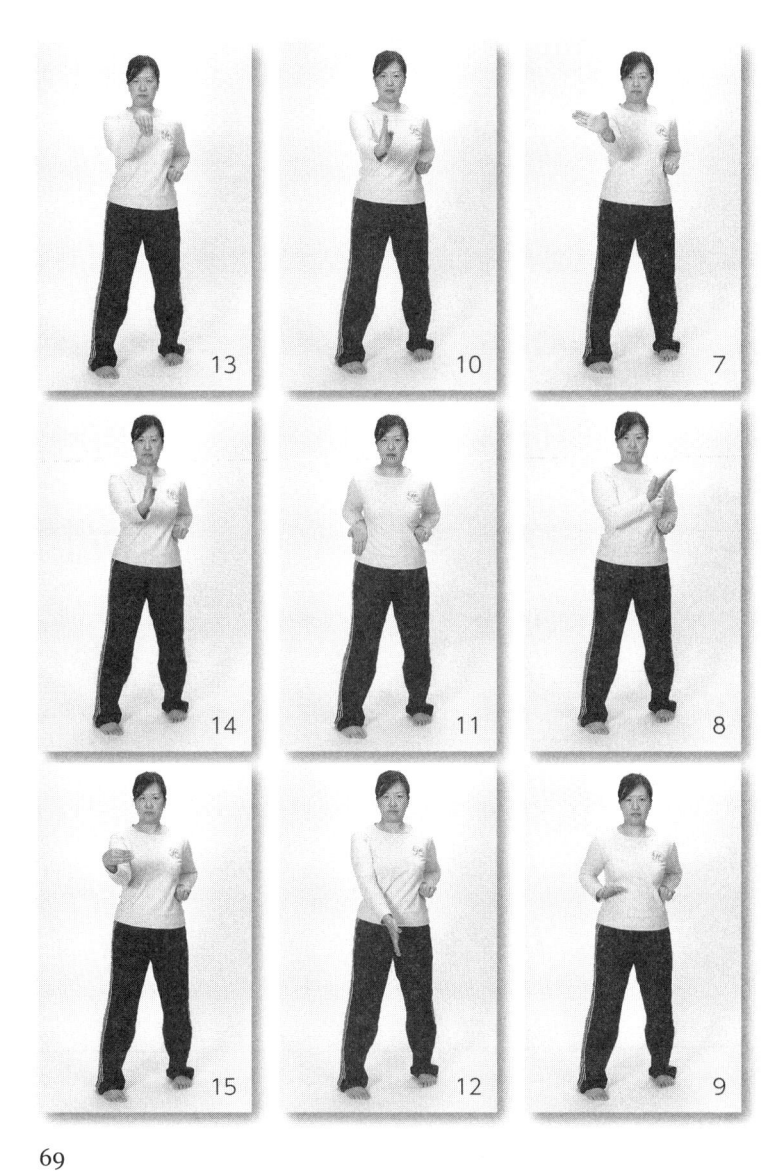

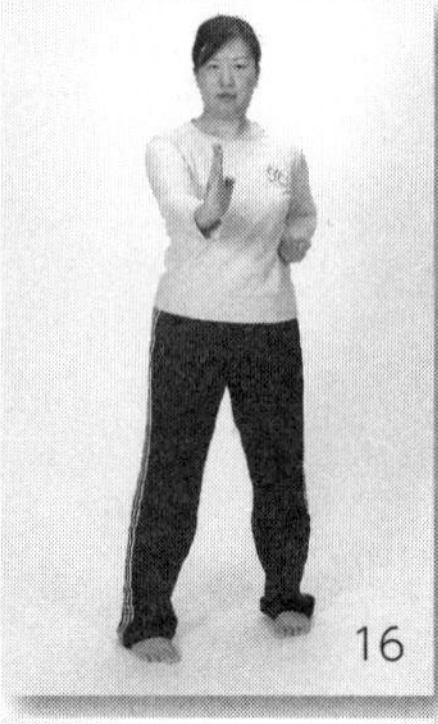
16

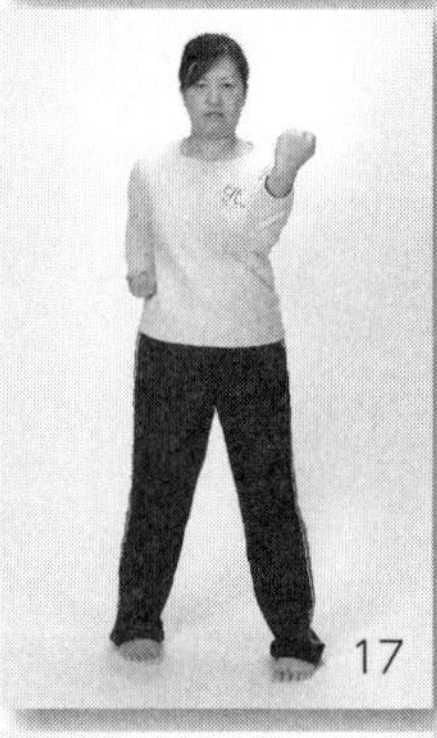
17

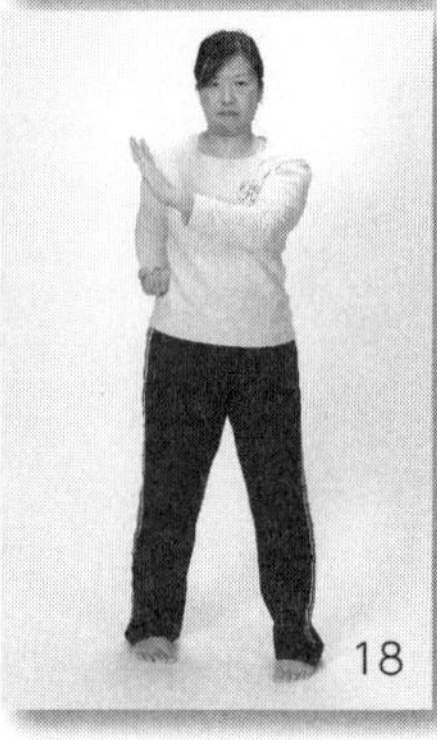
18

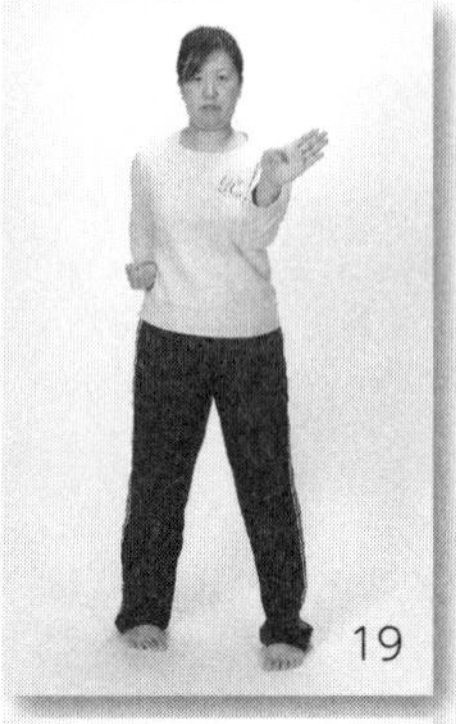
19

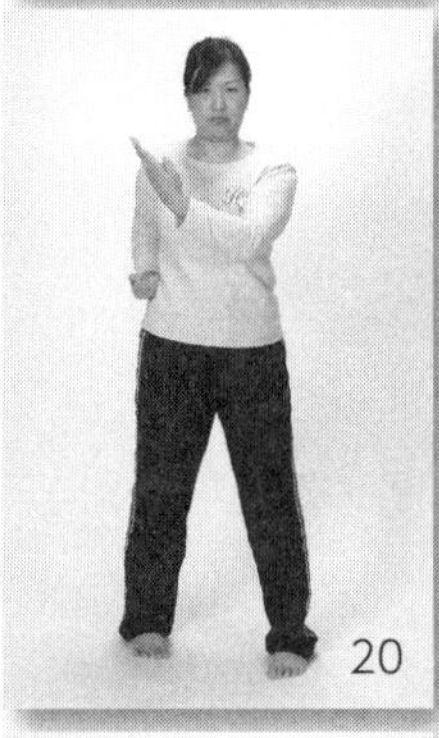
20

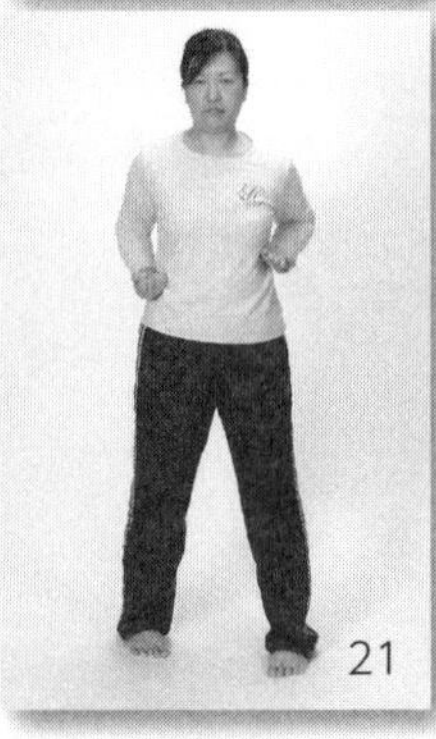
21

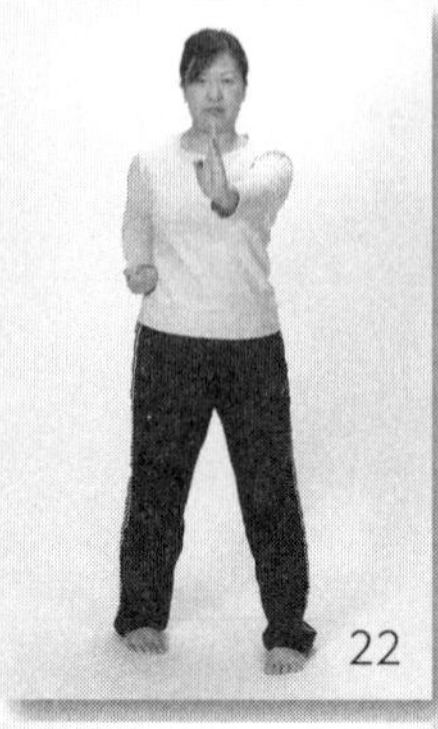
22

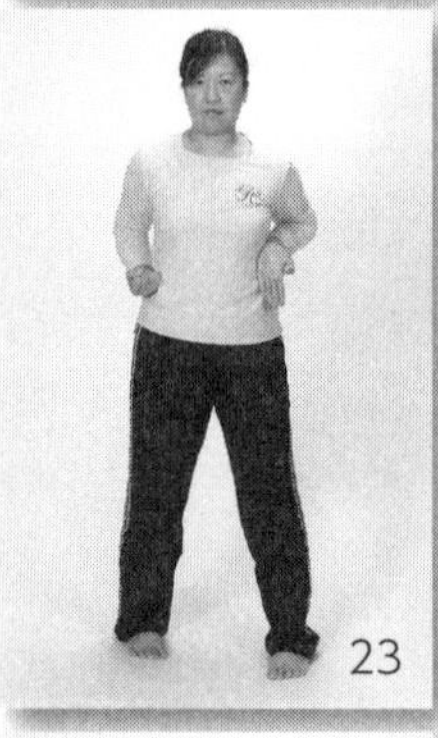
23

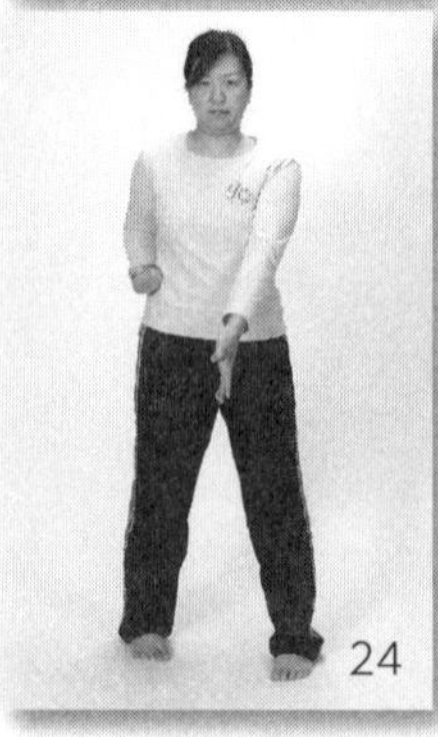
24

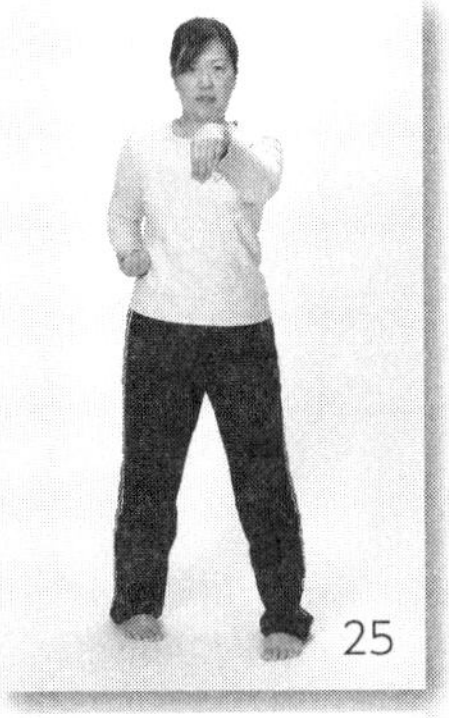
25

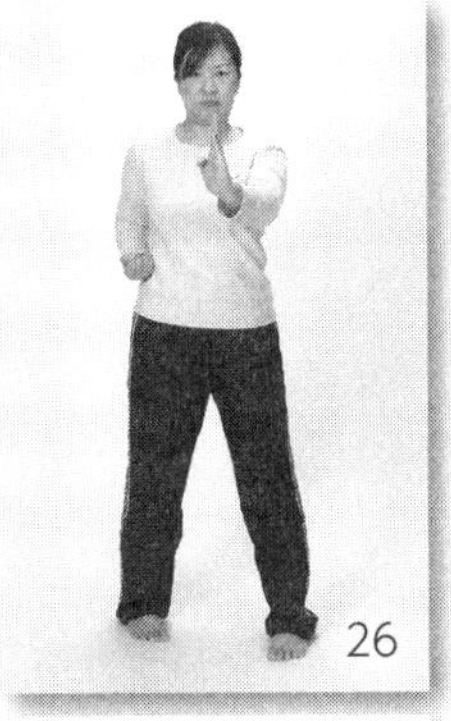
26

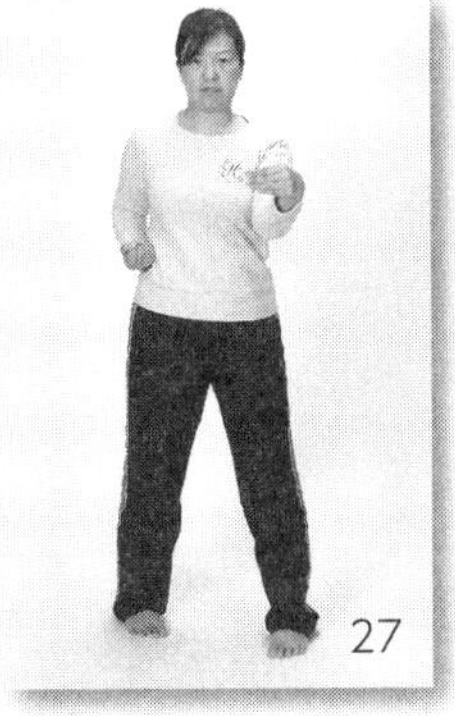
27

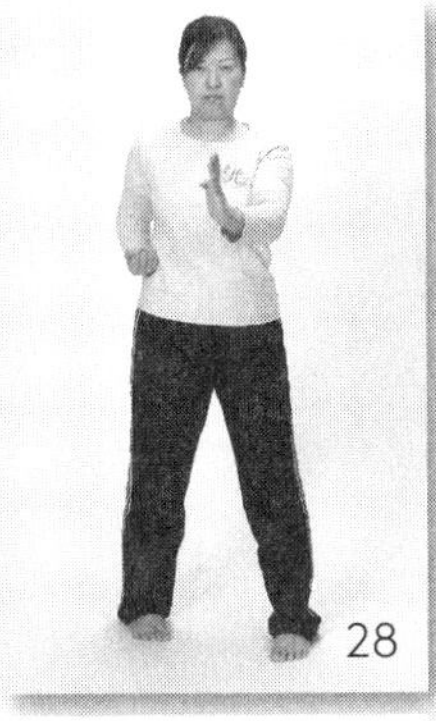
28

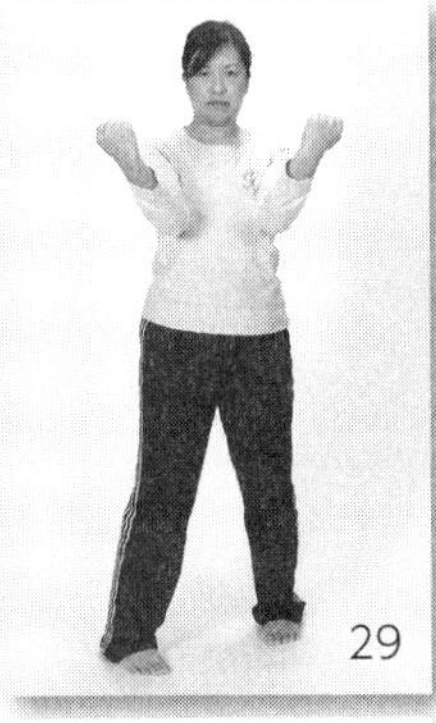
29

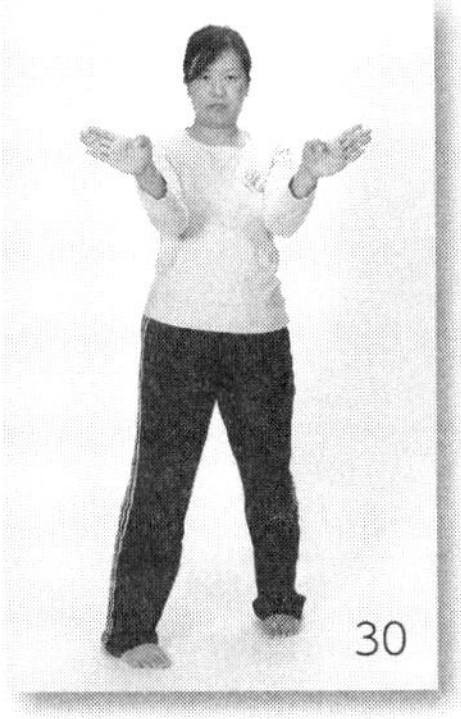
30

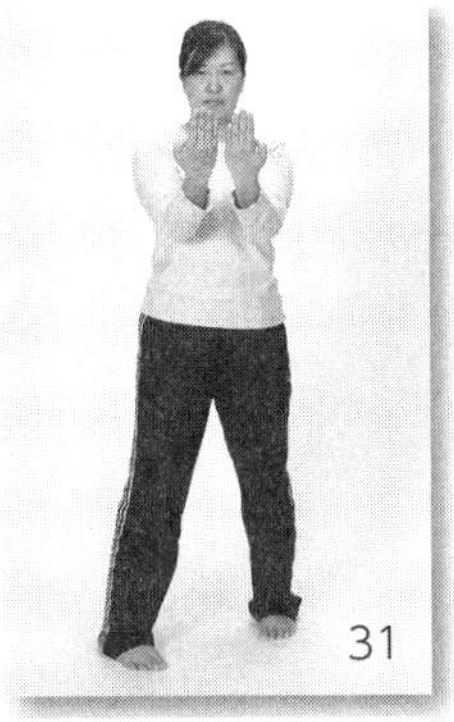
31

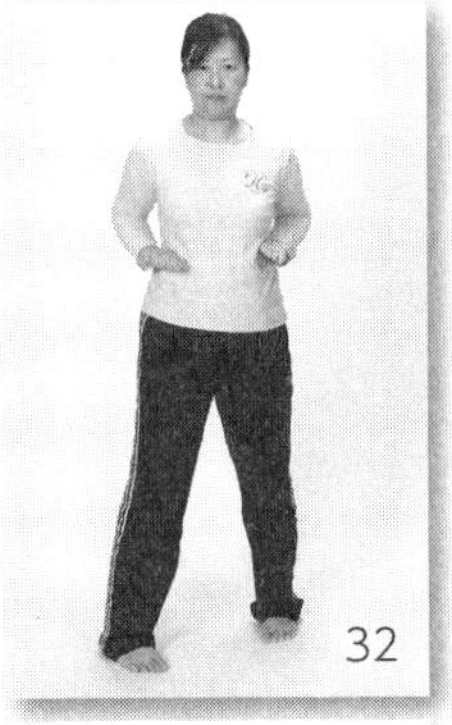
32

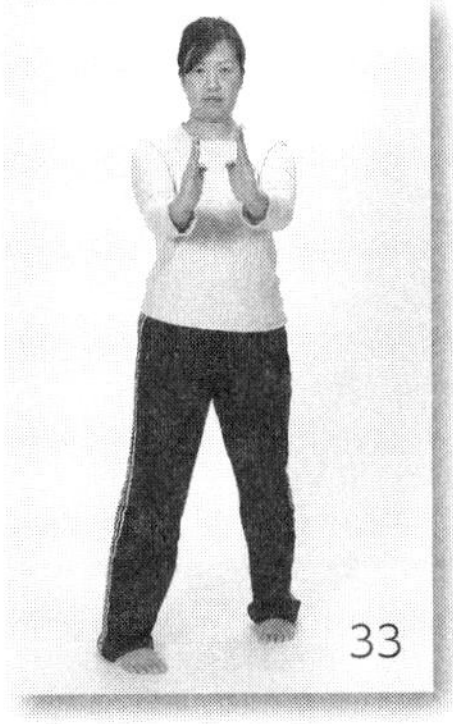
33

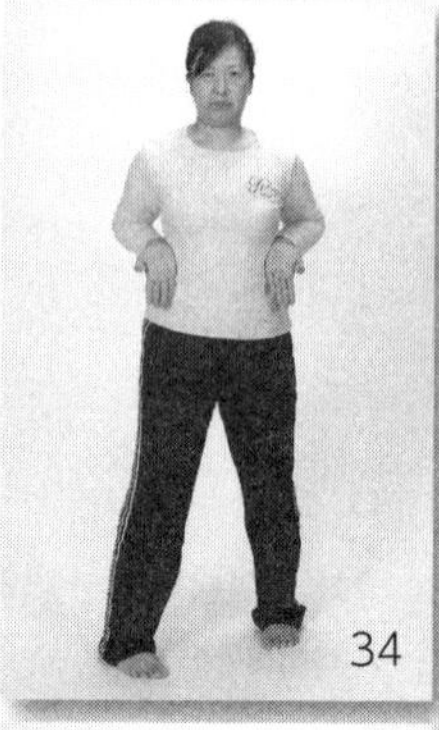
34

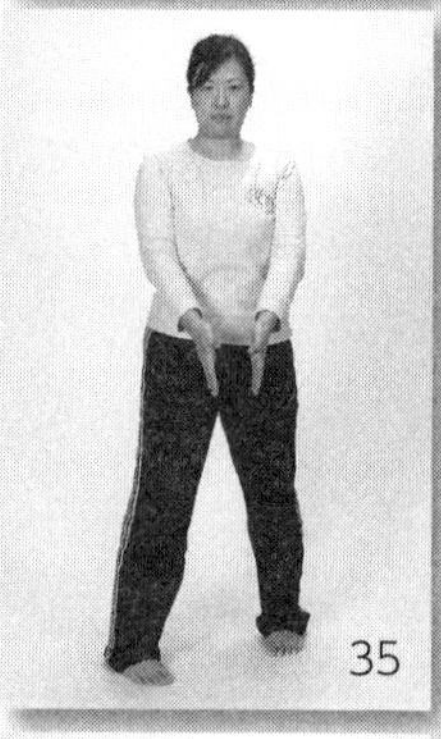
35

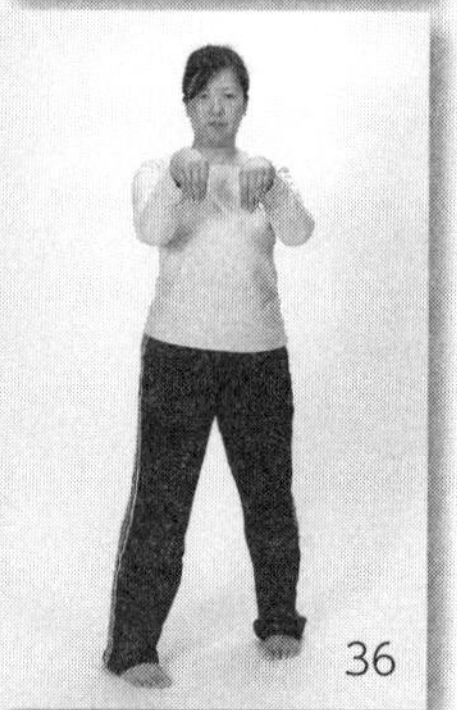
36

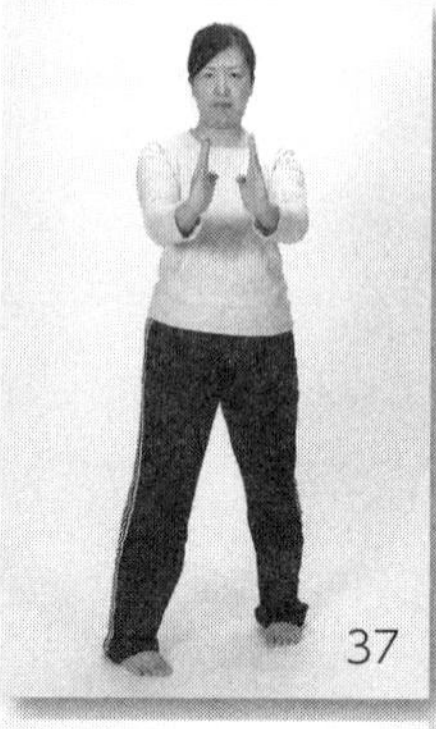
37

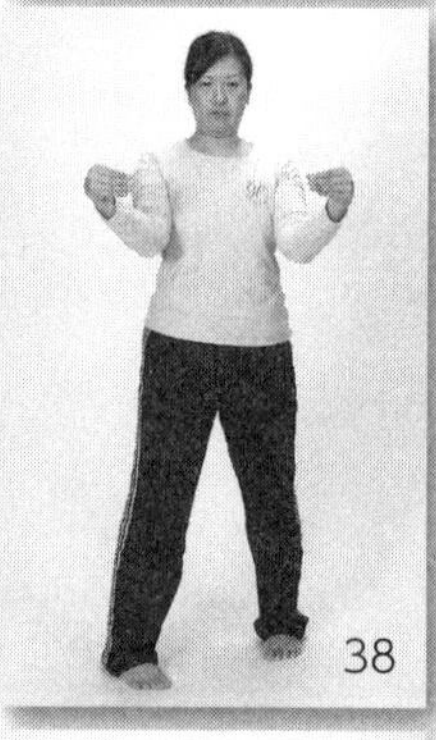
38

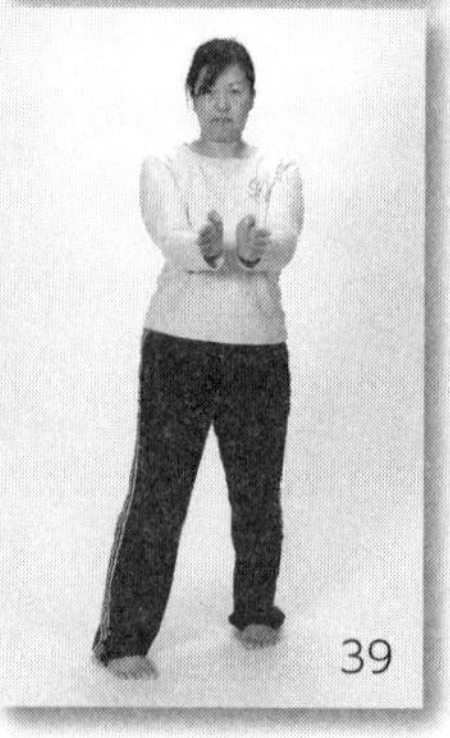
39

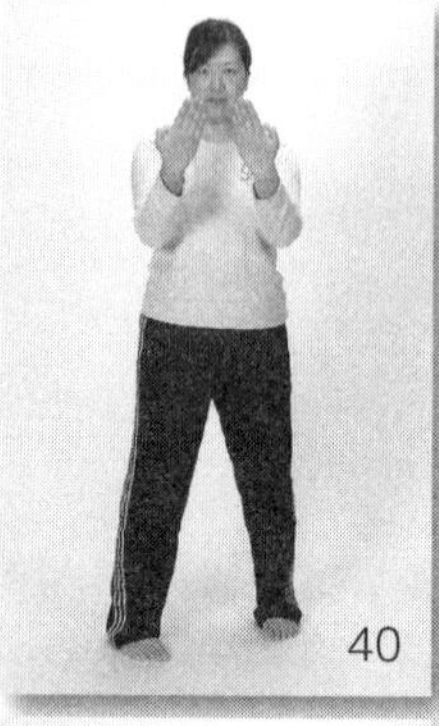
40

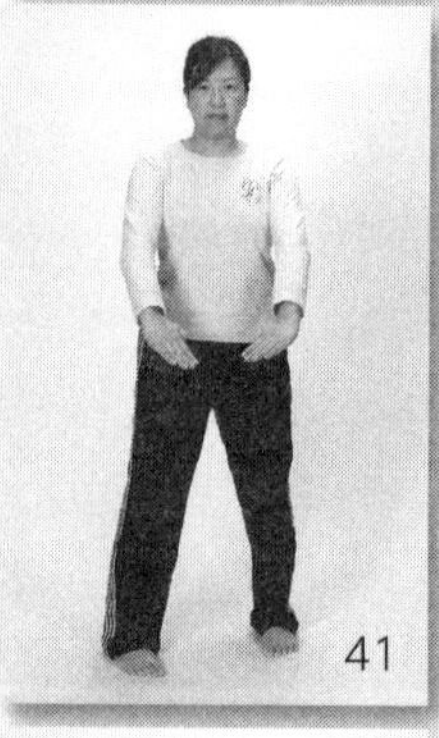
41

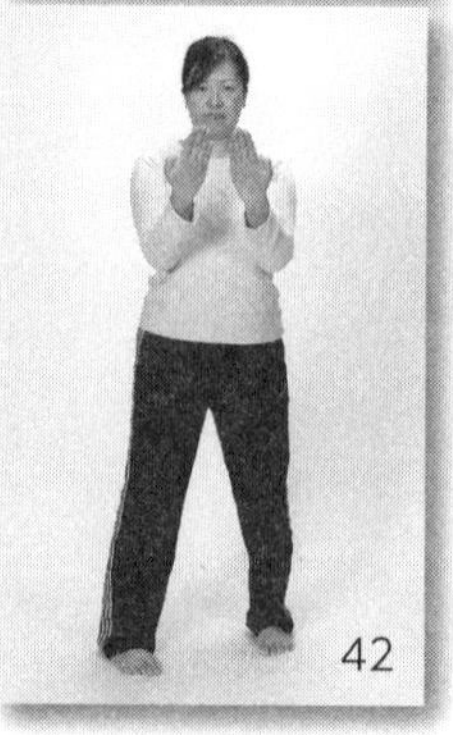
42

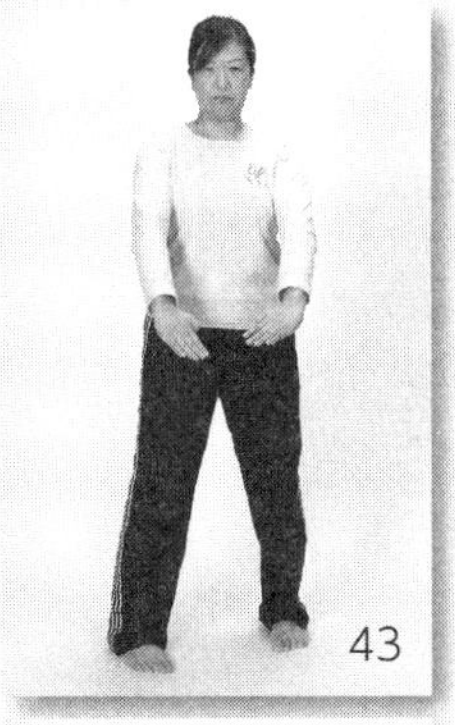
43
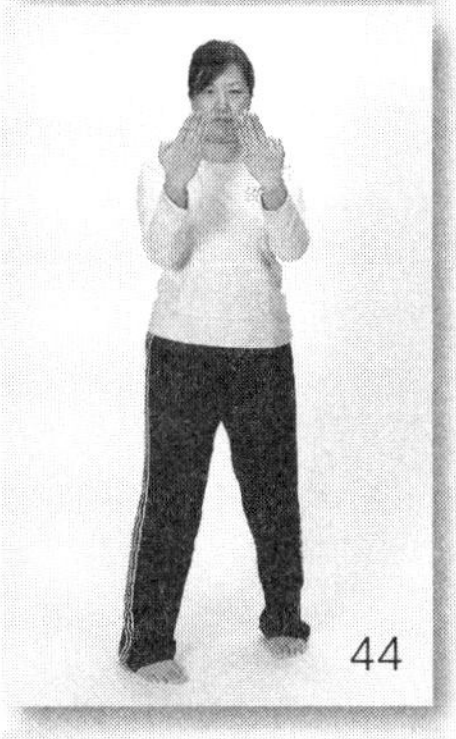
44
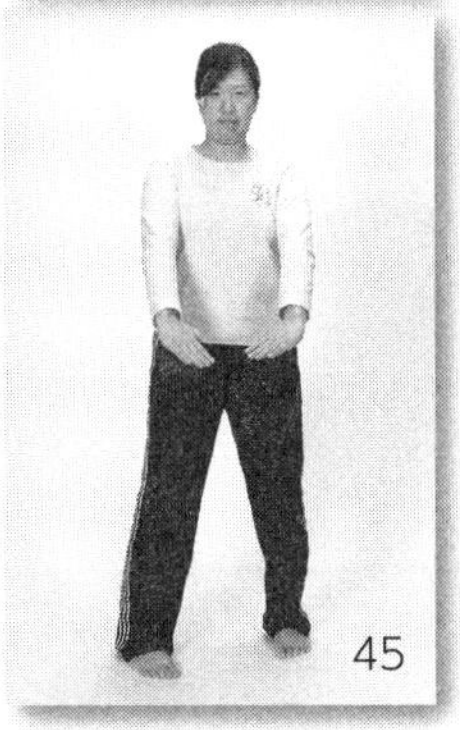
45
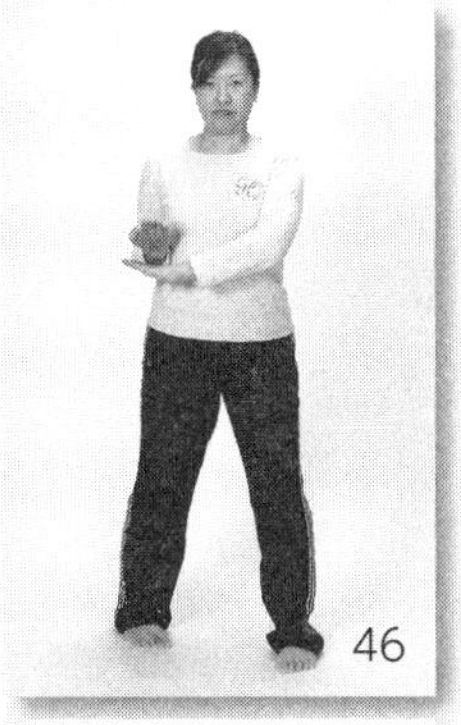
46
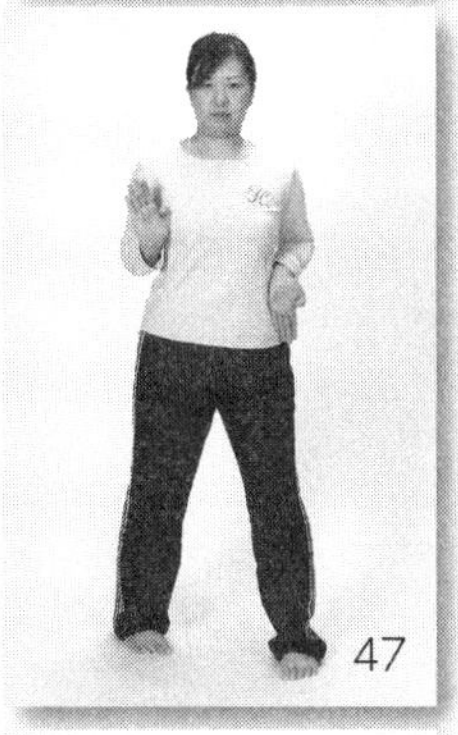
47
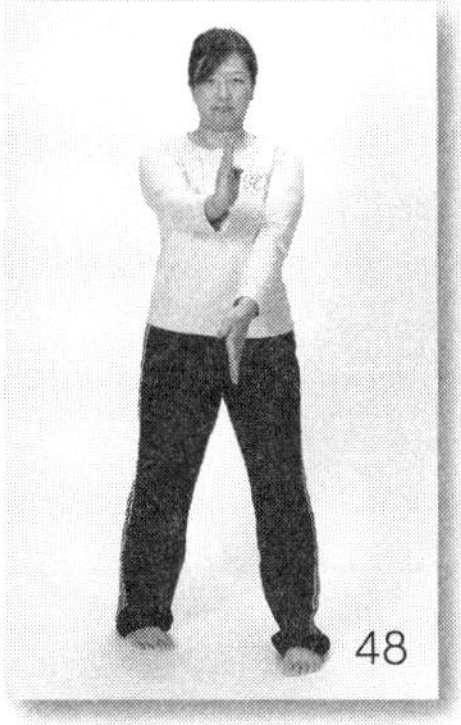
48
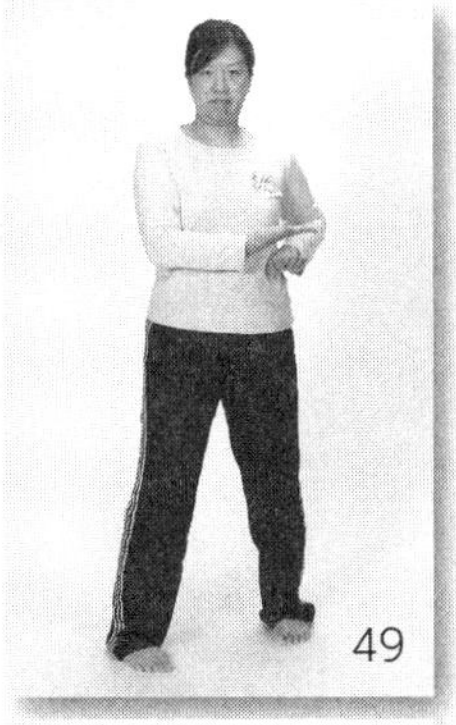
49
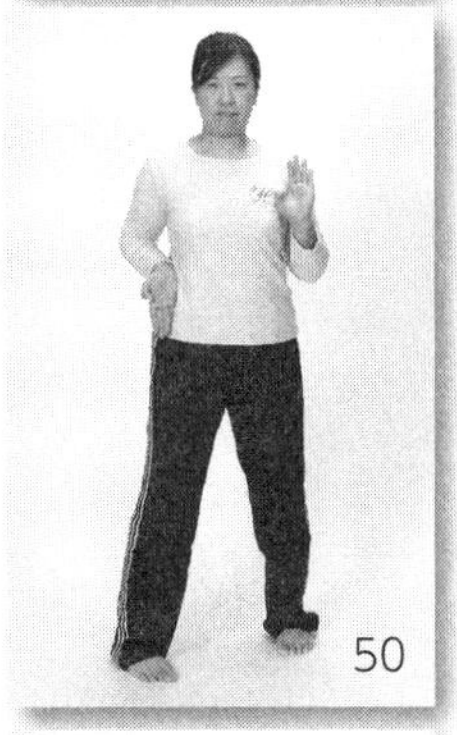
50
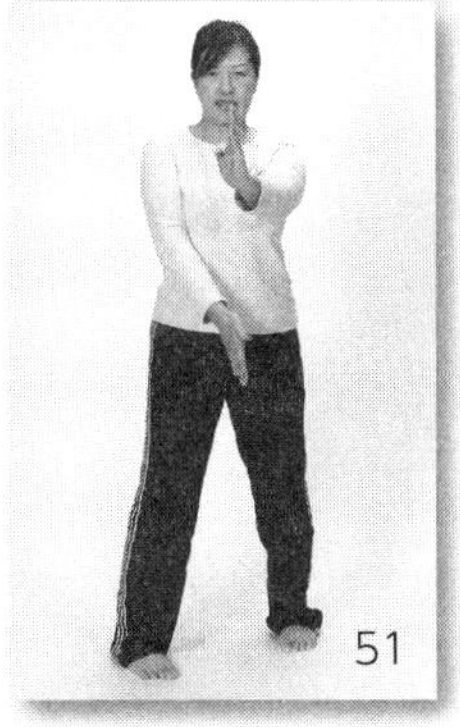
51

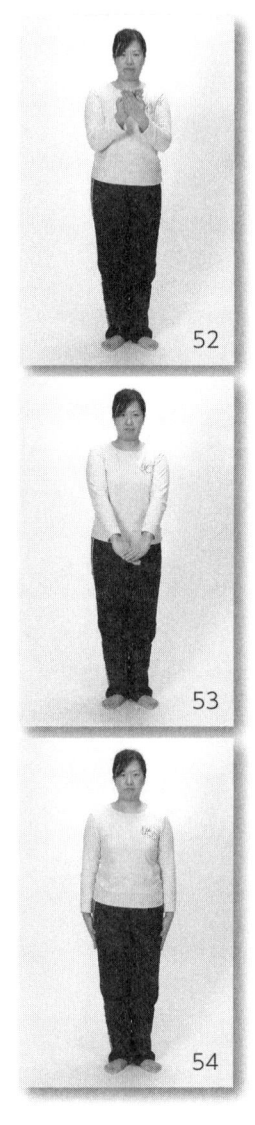

52

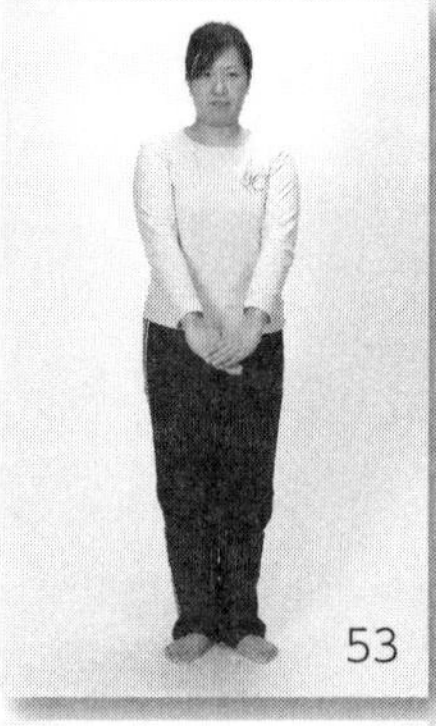

53

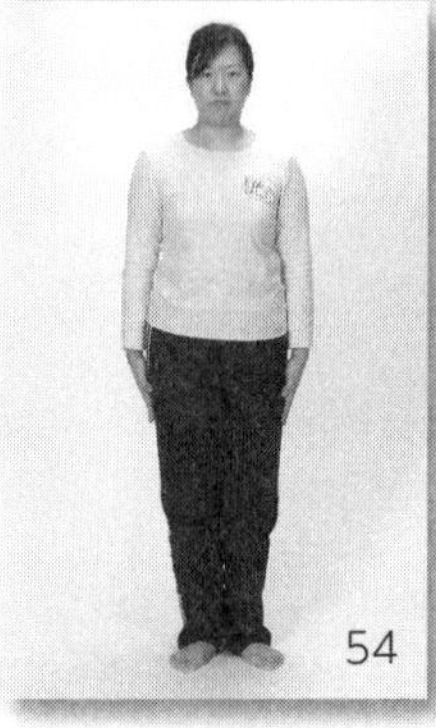

54

コラム 糸東流修交会義心館の空手道はなぜ形を重んじるのか

「糸東流」という名前は、師である糸州安恒と東恩納寛量の名をひと文字ずつもらったことが由来とされています。首里手、那覇手以来の形、技法について模索を続け、松村流、新垣流などの各派を修め、空手以外にも琉球古武術の棒術、釵《さい》術《じゅつ》を学び、すべての技術と精神を融合、融和させたのが糸東流空手道です。名前の由来通り、糸東流空手道は糸州派と東恩納派の元の形をそのまま混同することなく伝承しているので、他流派に比べて「形」の数が多いのが特長のひとつです。

糸東流が「形」にこだわるのは、「攻撃・受け」を最短・最速の動きでおこなうことを理想としているからです。そのため、必要以上に派手な動きをおこなわず、無理な力を使わないことを理想とし、だから「形を極める」ことが最重要視されます。

この「形を極める」ことが重要なのは、糸東流には「守・破・離」という教えがあるからです。「守・破・離」とは、「守ー基本に忠実」、「破ー基本の応用」、「離ーそこからの独立」という意味です。これは能や歌舞伎といった日本の伝統芸能にも脈々と流れている思想です。つまり、何かを極め、自分を高みにあげていくための思想であり、同時に方法論なのです。「守・破・離」は、技術指導だけでなく精神教育も重要視する糸東流の姿勢にも通底する考え方です。

3-❶ タオルを使って簡単に転掌の動きをおこないます

家の中にあるタオルを使います。両手を広げられるスペースがあれば、リビングでも自室でもどこでも、いつでもできるリハビリ、トレーニングです。おこなうときには、前ページで紹介した転掌の動きと流れを頭でイメージしておこなえば効果的です。

一つひとつの動きには力を込める必要はありません。決して無理な力は使わないでください。まずは自分の動かせる範囲でゆっくりとおこなってください。

そのときに重要なことは「呼吸」です。「呼吸法」も前述していますので、お読みください。「呼吸」と「転掌の動き」がシンクロすれば、動きもスムーズになり、効果はかなりアップします。

どの動きで吸って吐くかは、写真に表示しています。

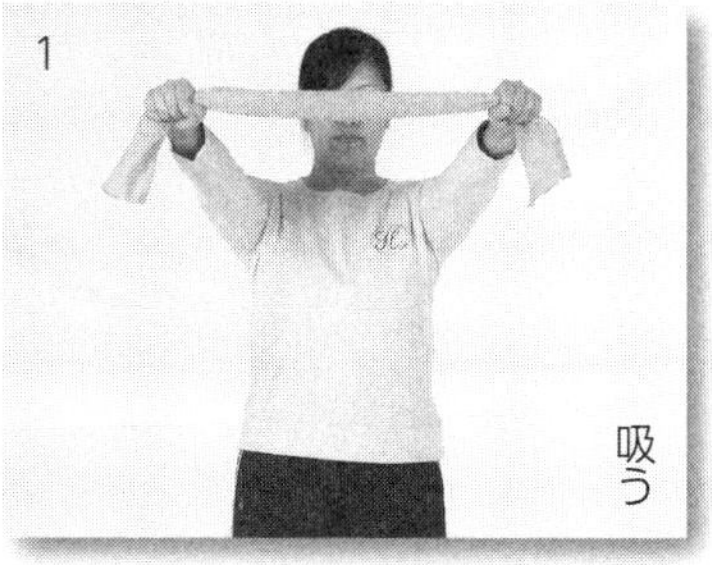

タオルを両手に持ち肩幅よりも広めに広げて、ゆっくりと目の高さまで上げる

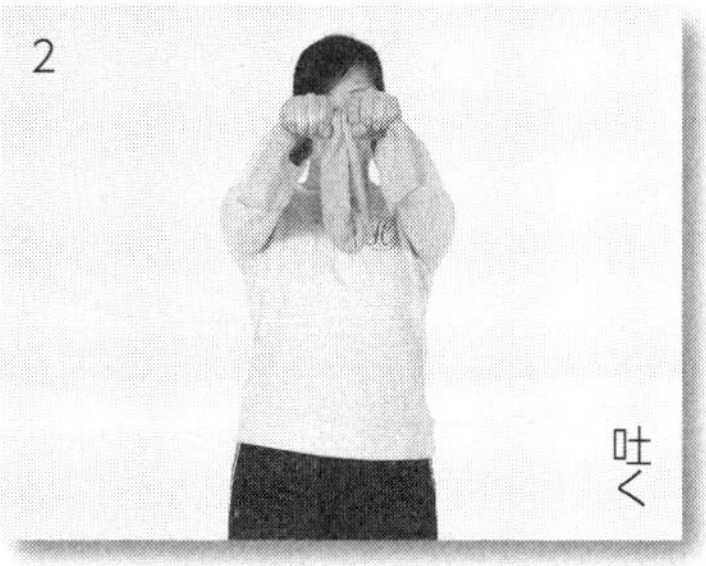

上げた位置をキープしながら、広げたタオルを両手が付くまでゆっくりとすぼめる

・転掌の形

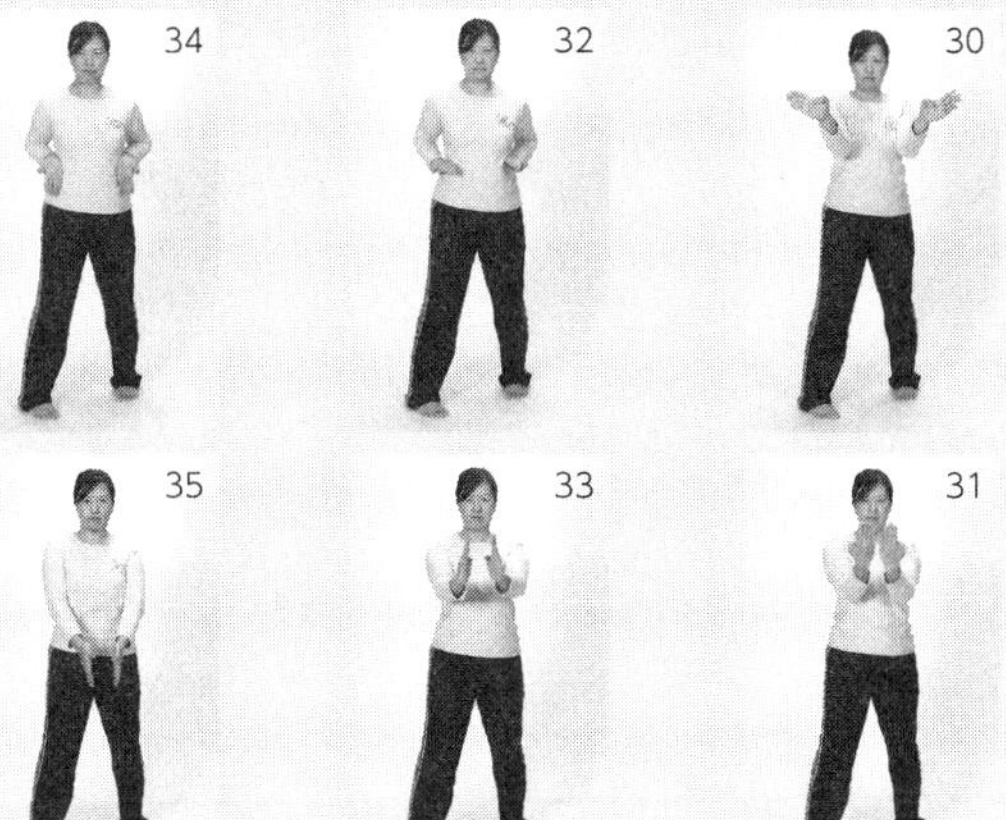

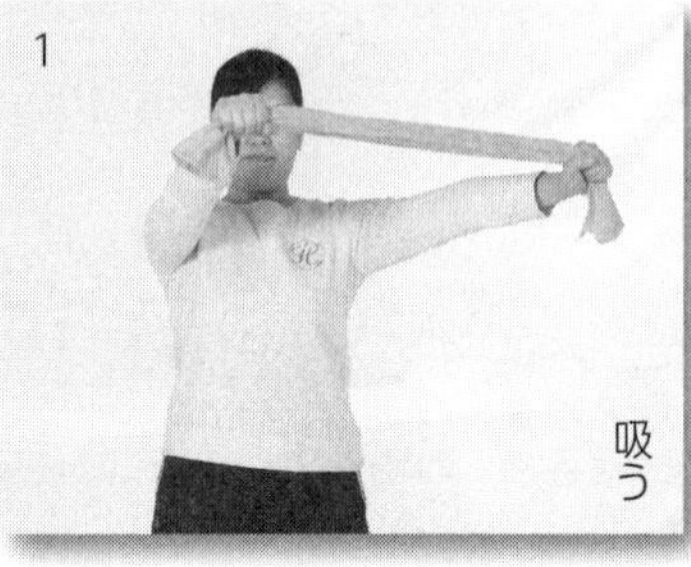

肩幅よりも広く持って目の高さまで上げたタオルを水平に左に動かせるところまで無理せずに移動させる

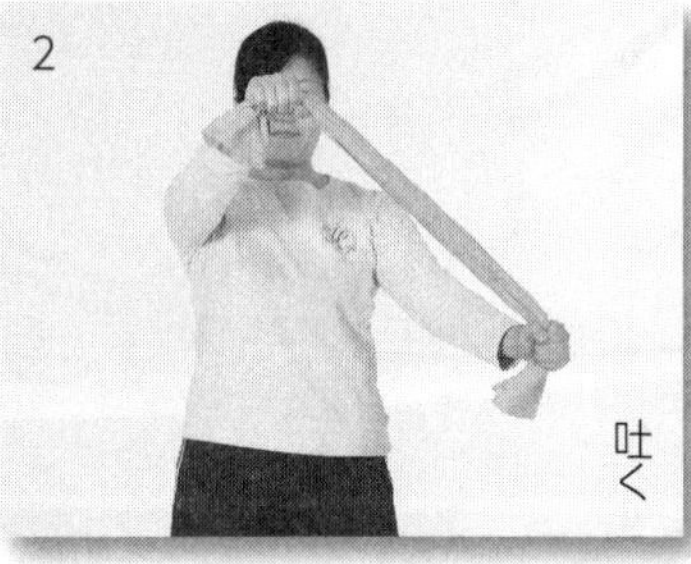

右手はそのままの位置で左手を45度の角度の位置まで下げる

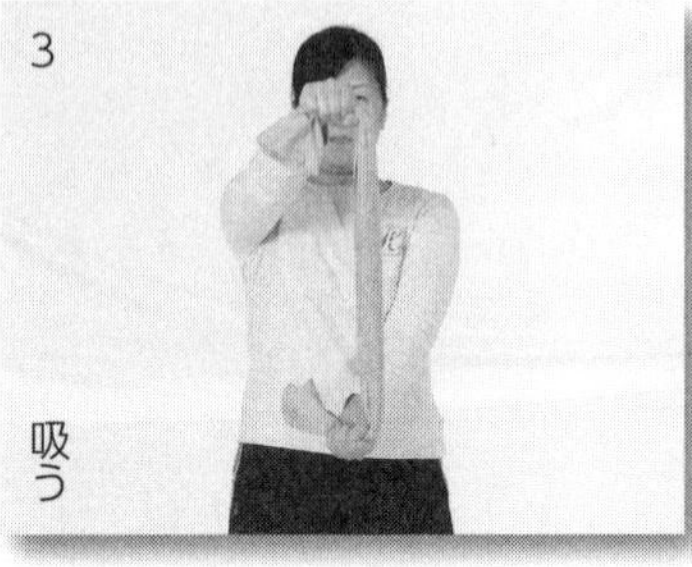

このときも右手は動かさずに左手を垂直の位置まで下げる

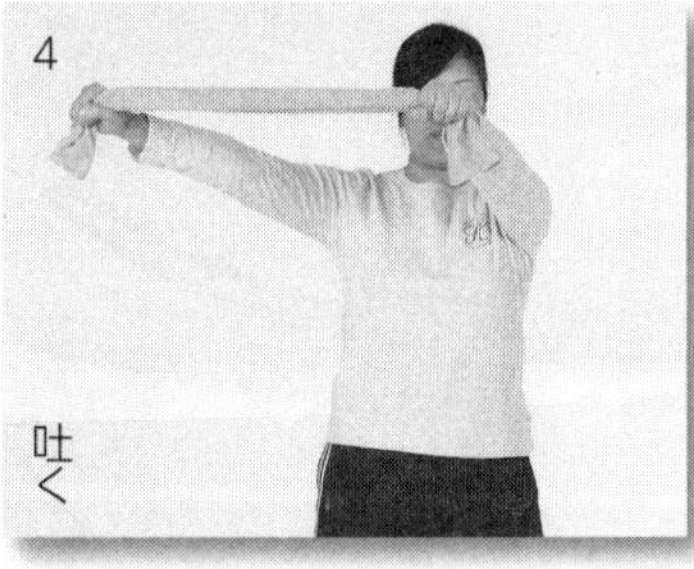

今度は左右の手を入れ替えて同じ動作をおこなう

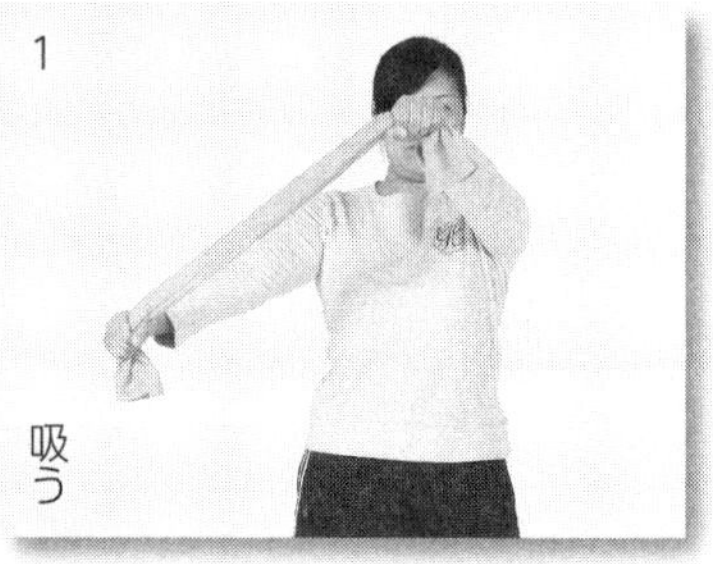

左手はそのままの位置でキープし、無理なく右手を45度の角度まで下げる

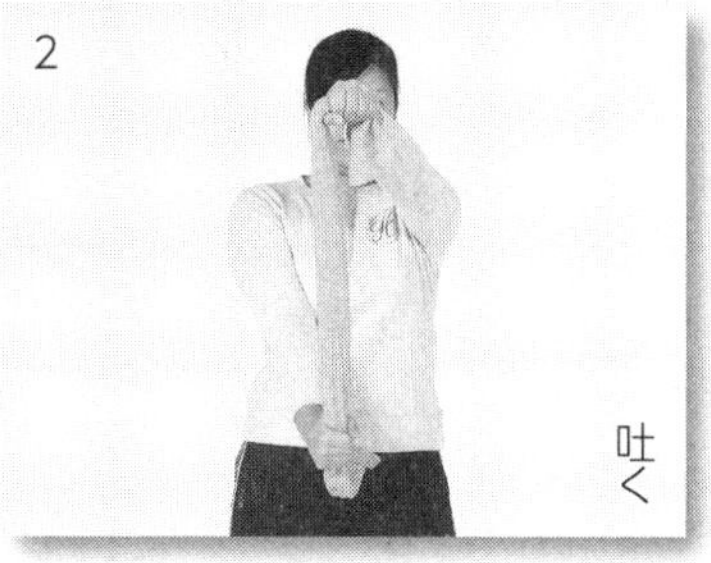

同じように右手を垂直の位置まで下げる

・転掌の形

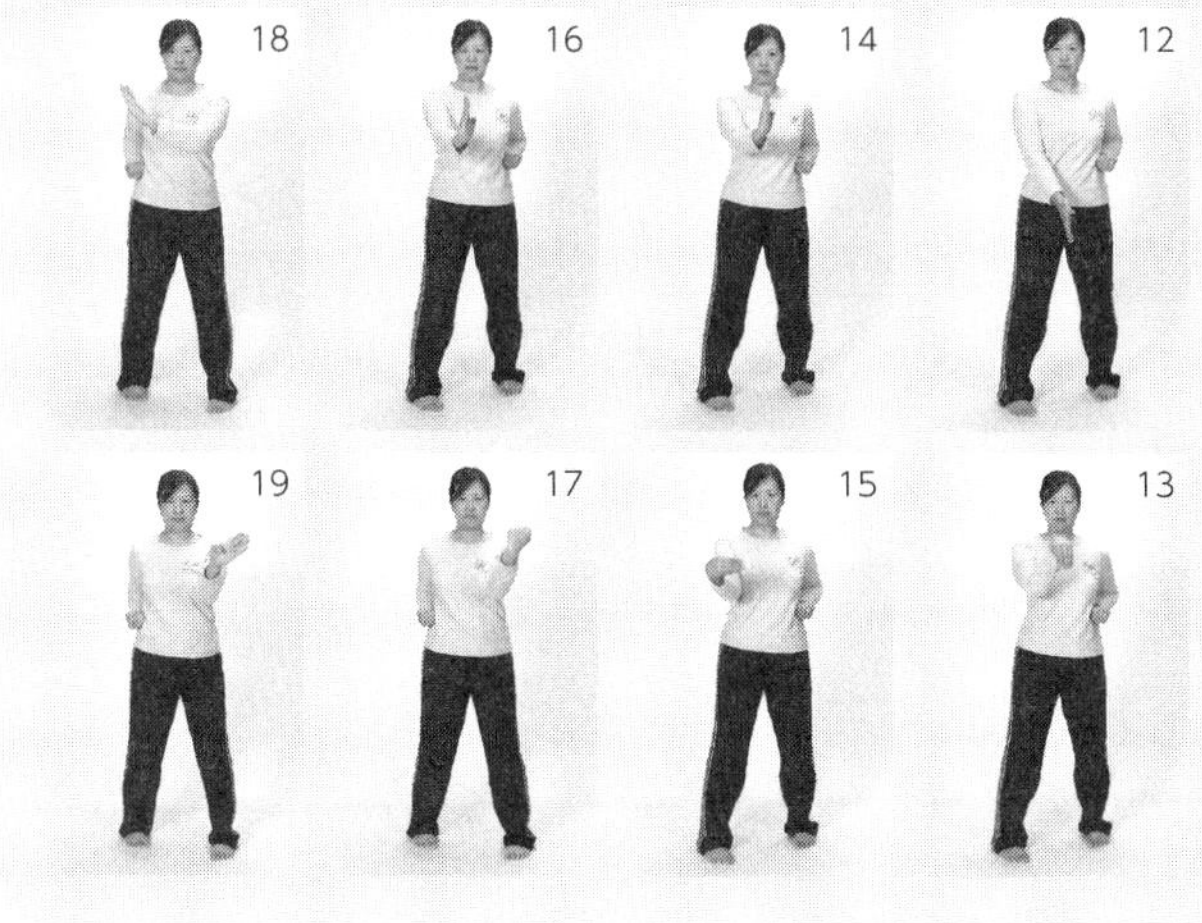

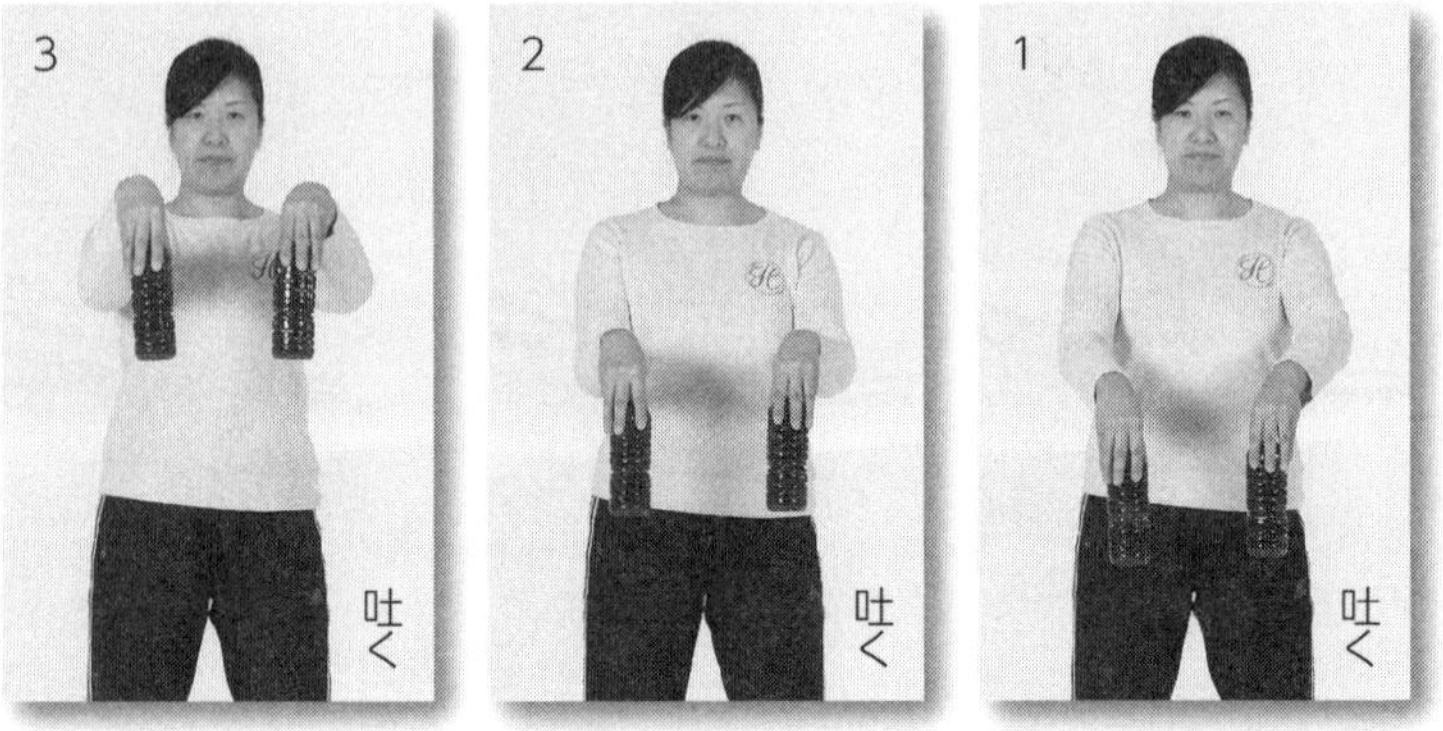

水の入ったペットボトルを両手に持って上下させます

・転掌の形

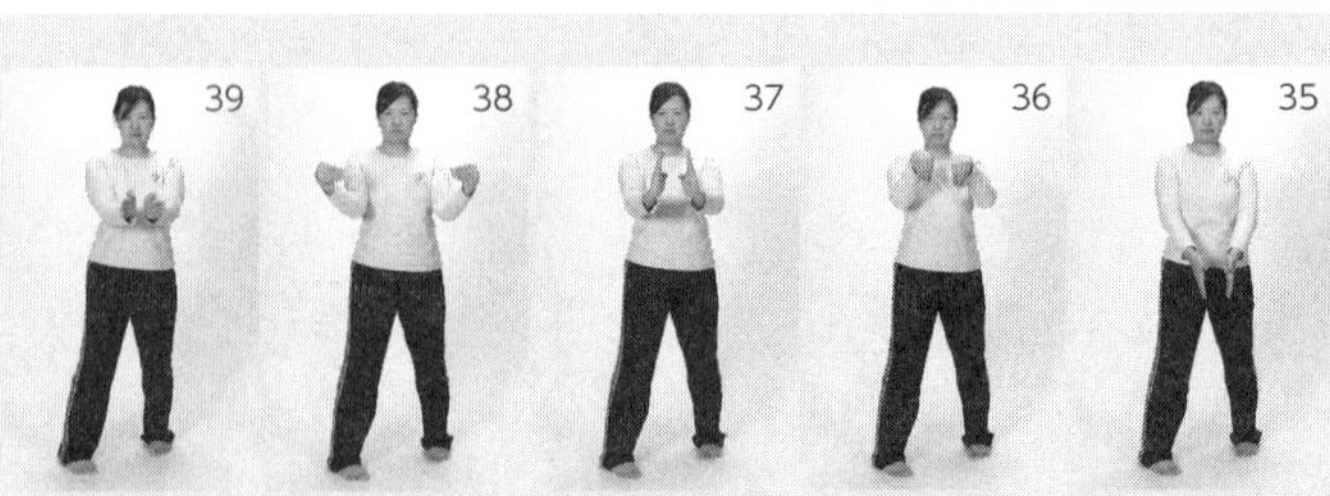

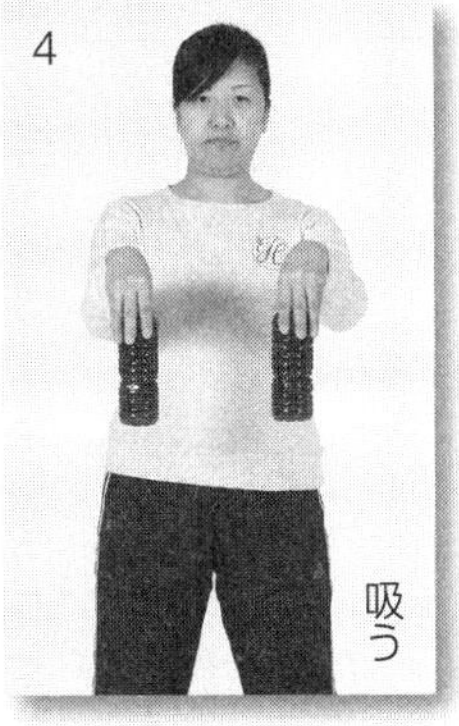
4
吸う

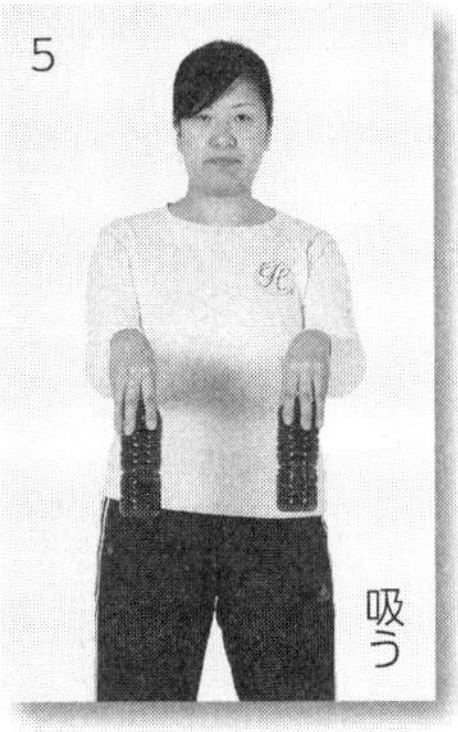
5
吸う

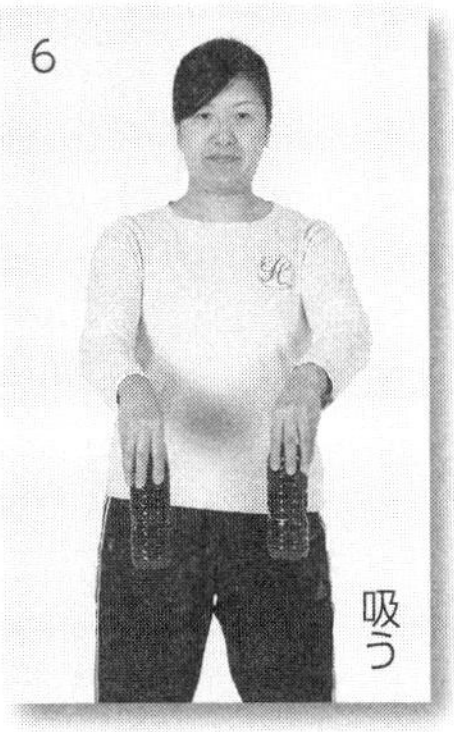
6
吸う

2 転倒しない足腰をつくる「内歩進」

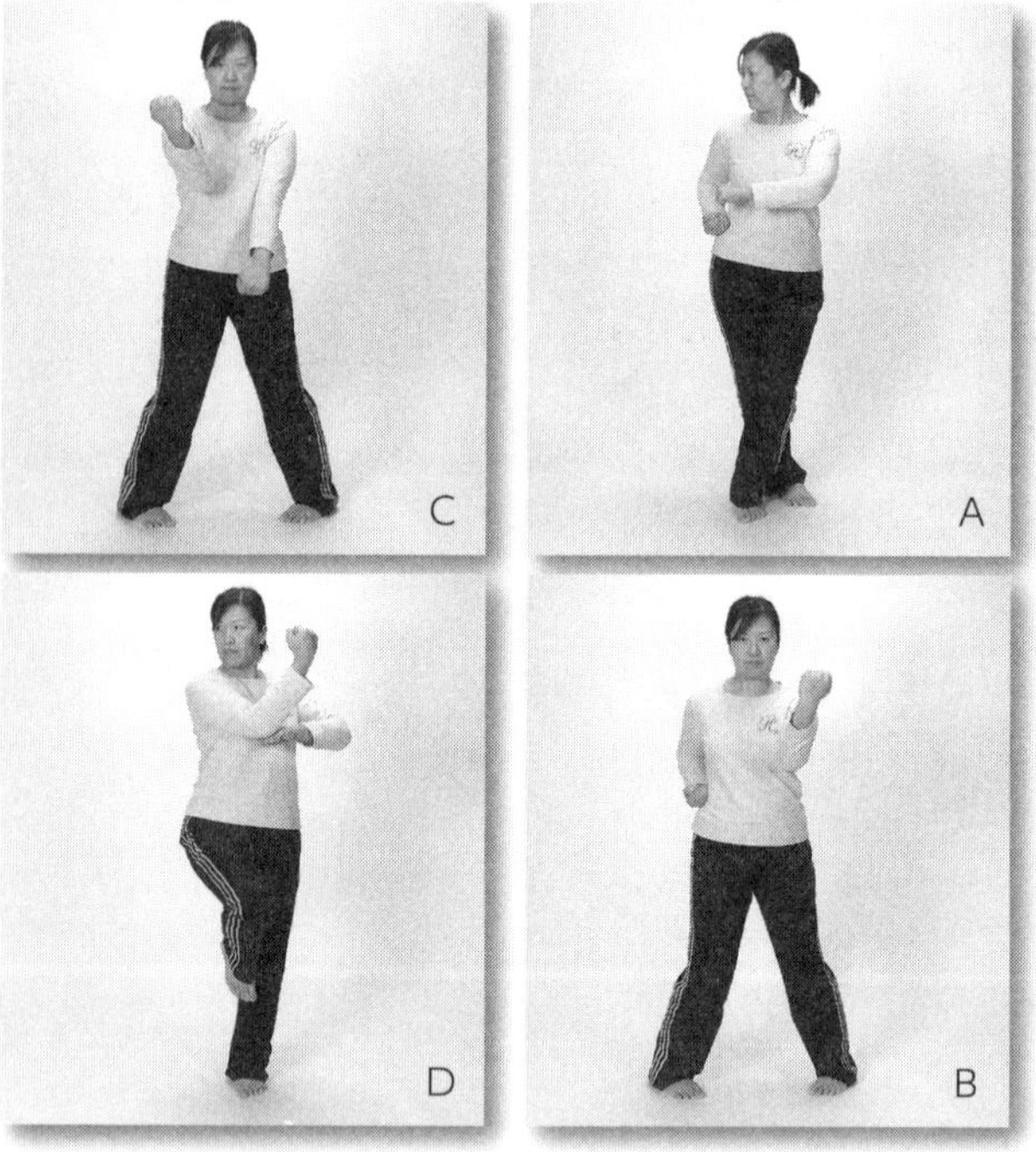

「内歩進」とは

内歩進も空手の基本形のひとつです。

内歩進は転掌と違って両手と両足を動かしておこないます。その中で、実際に私が「転倒防止」のためにおこなった、両手を使わずに両足だけを使うリハビリ、トレーニング方法を紹介します。

次のページでは、まず内歩進とはどういった動きと流れでおこなうのかを紹介します。動きと流れのイメージをつかんでください。90ページから紹介するリハビリ、トレーニングをより効果的におこなうためです。これも、自宅で、いつでもどこでも、簡単にできる方法です。ゆっくりと自分ができる範囲からおこなってください。

内歩進

両手両足の動きと流れを紹介していますが、
両足の動きに注目してイメージを取り込んでください

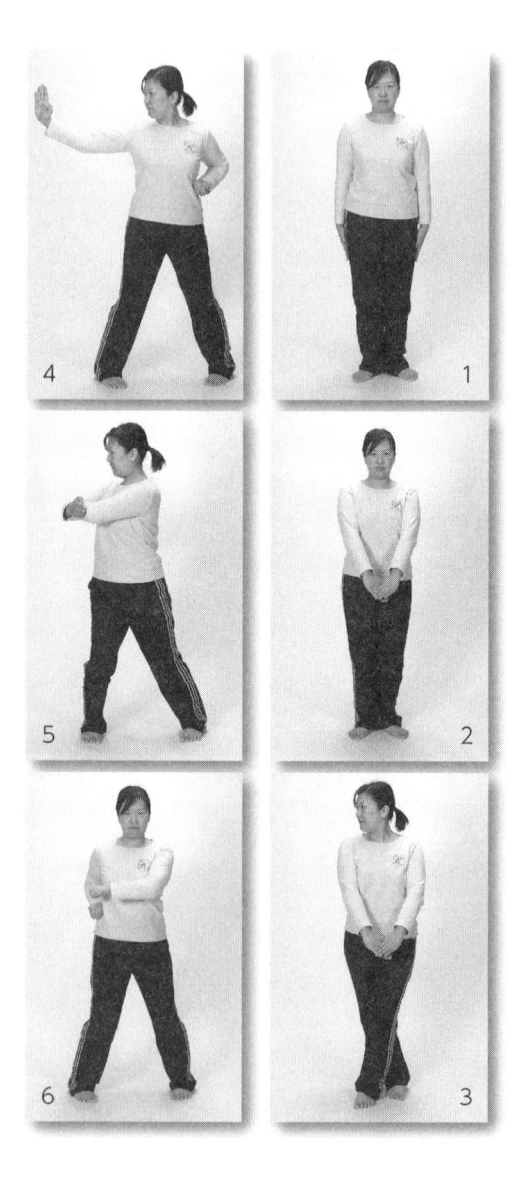

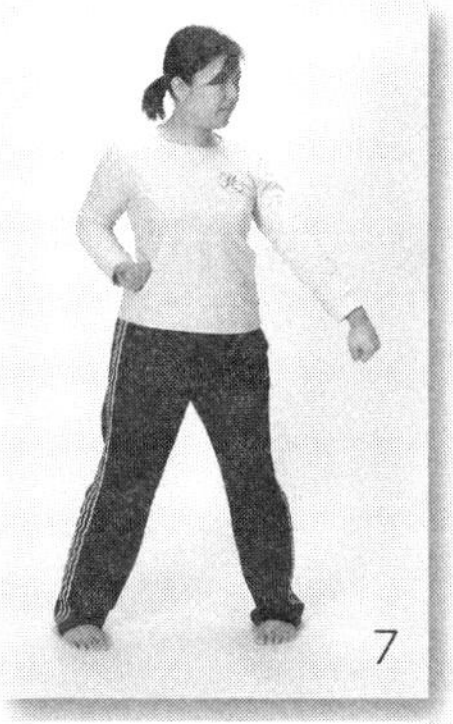
7

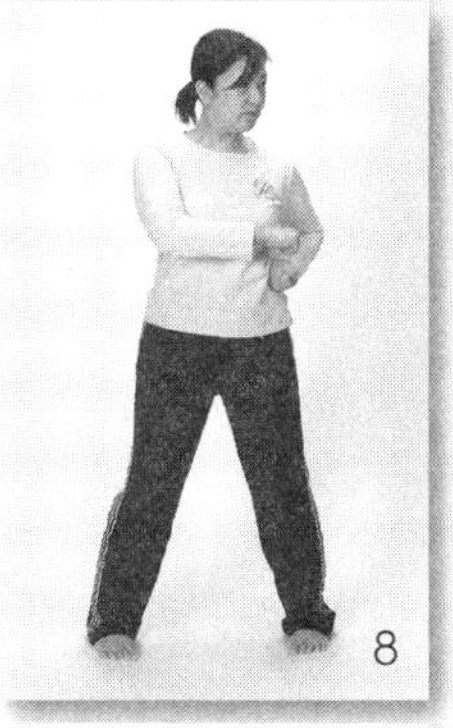
8

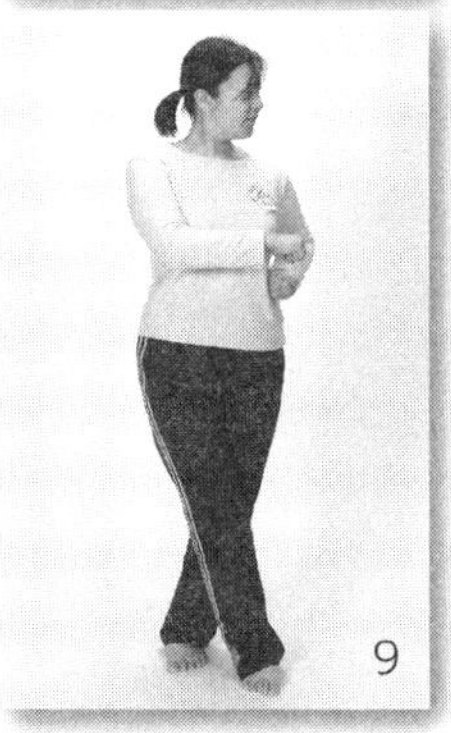
9

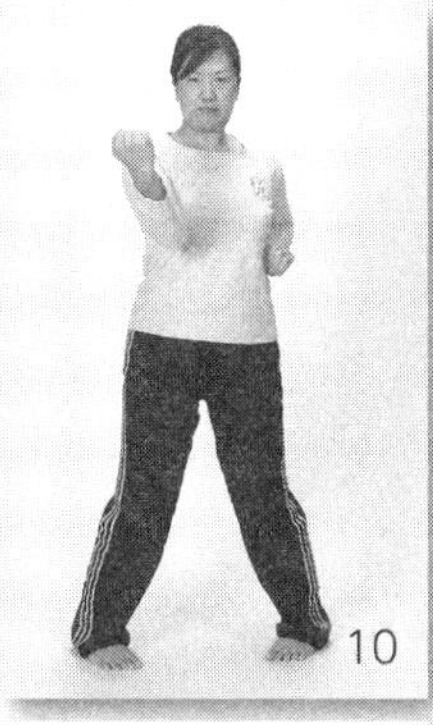
10

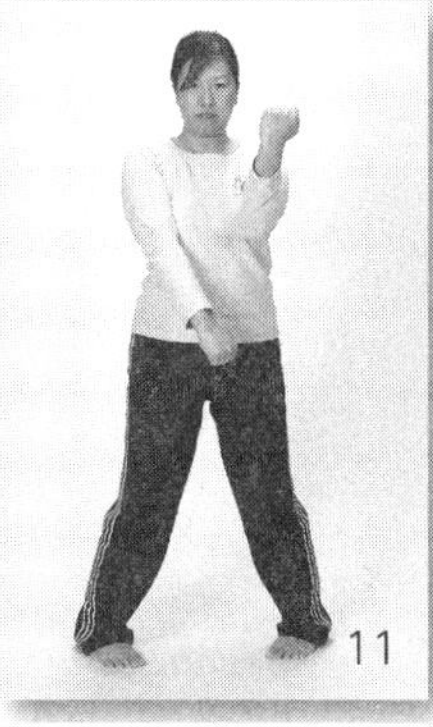
11

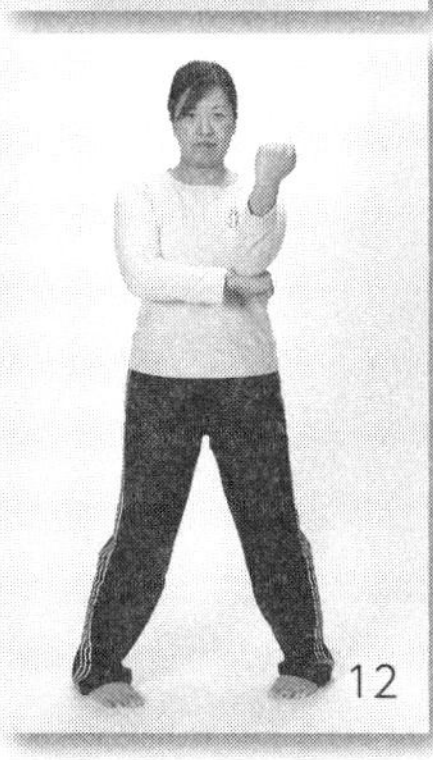
12

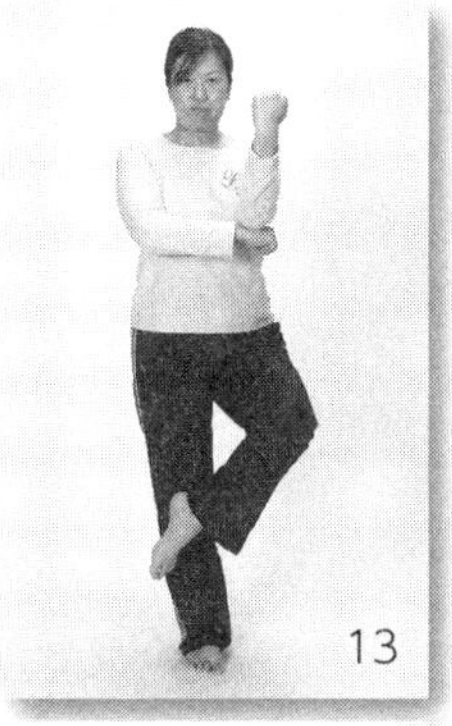
13

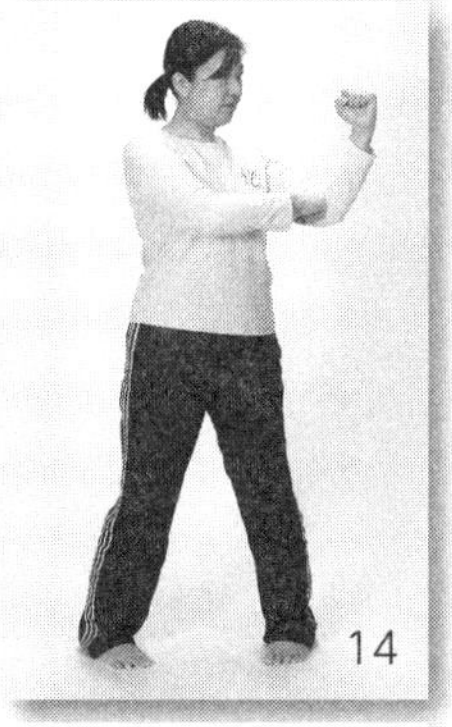
14

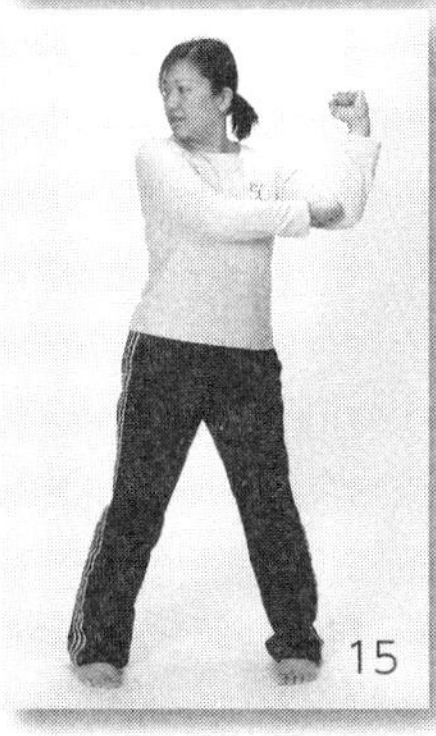
15

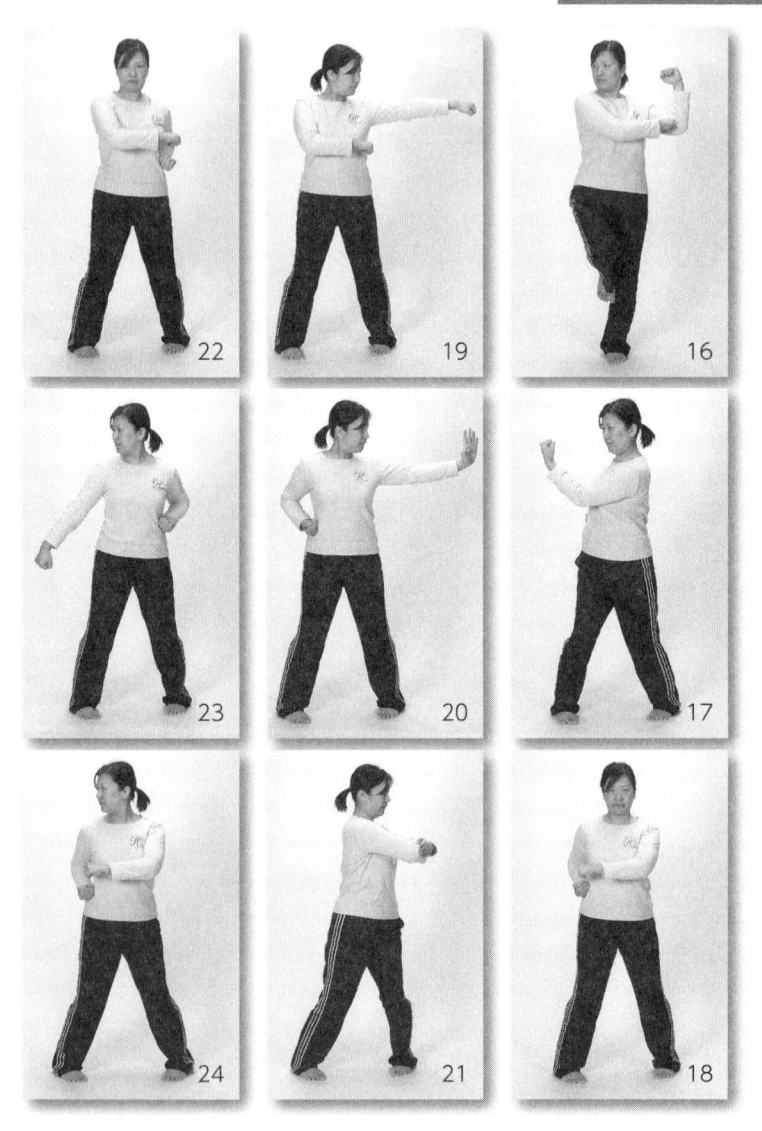

16

17

18

19

20

21

22

23

24

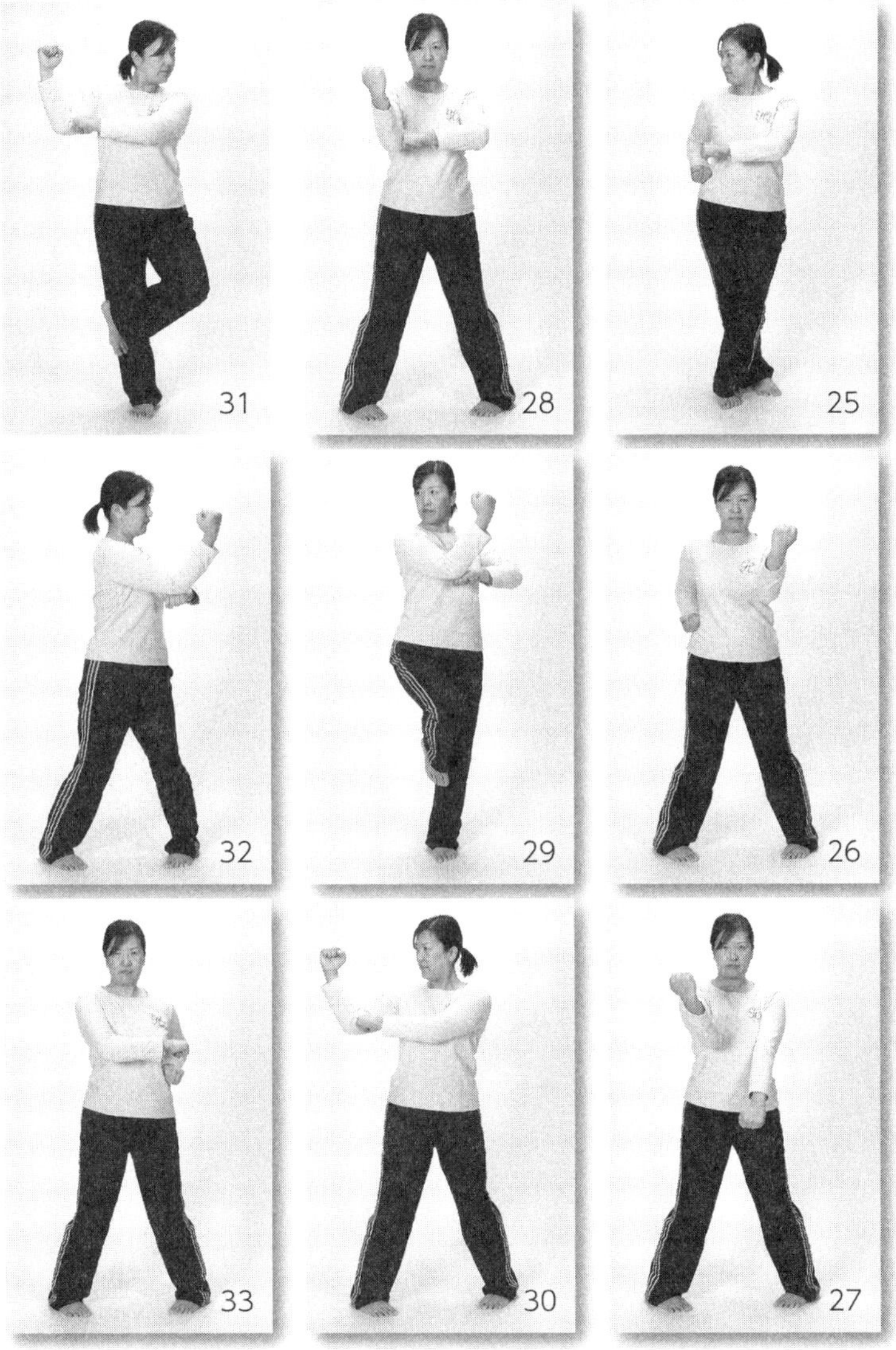
25
26
27
28
29
30
31
32
33

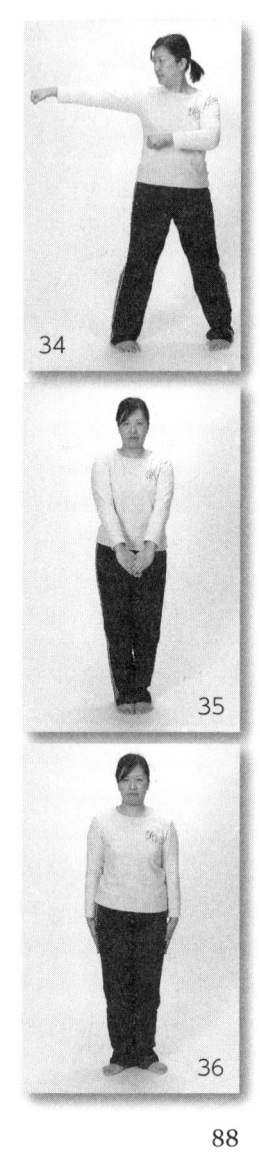

34

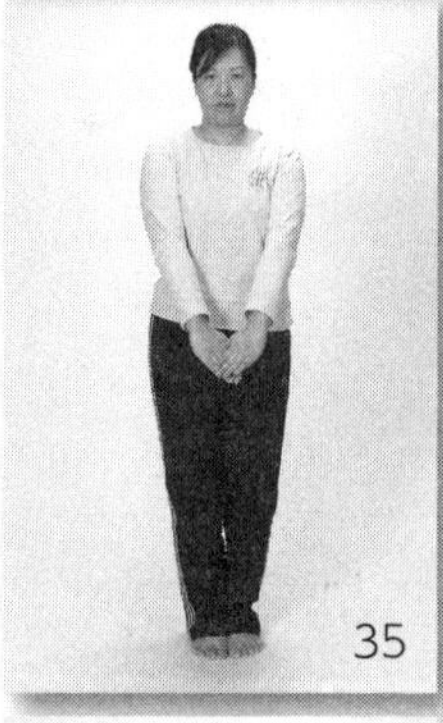
35

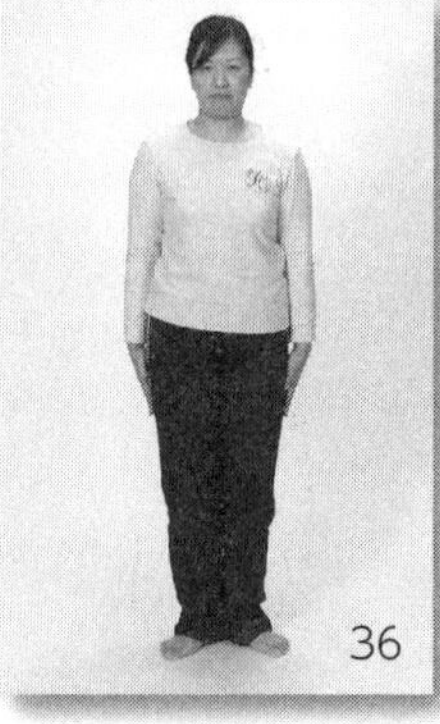
36

コラム　山田治義の履歴

山田治義は、秋田県北秋田郡上小阿仁村の中でも最も小さな集落、わずか2世帯が暮らす不動羅で生まれました。教育熱心な母親が進学させた鷹巣農林高校で柔道と空手道に出会い、卒業後、兵庫県で就職してからもそれぞれの道場で練習を続け、柔道は講道館五段、空手道は全日本空手道連盟公認範士八段の腕前になりました。「雪深いところで育ち、我慢を覚えた」と話し、これまでに苦労や困難を感じなかったといいます。

1965年に尼崎市空手道協会を設立。海外にも出向いて指導者や選手を育成してきました。現在、道場を併設した整骨院を営みながら、国内100支部、海外30か国に支部を持つ糸東流修交会空手道連合を率いています。また、芦屋大学の客員教授や空手部師範、日中文化教育経済関西交流協会顧問なども務めるなど、各方面で活躍しています。

「上達に近道なし」、「奥義は基本にあり」を信条とし、座右の銘は「耕不尽」。「単に技を学び取るのではなく、心の田を耕すことが大切。それはどこまで行っても限りない」と語る山田治義の言葉は、まさに「道」の思想。「人の道」にも通じる言葉です。

3-❷ 内歩進の足の運びに注目してください

内歩進の形はどのような動きと流れかは前ページで紹介しました。その動きと流れの中から、ここでは足の動きと運び、流れだけに集中して紹介します。難しくはありません。足をクロスさせて横に歩くだけです。横に移動するときに、上げた足を軸足に少しだけ掛ける（膝のウラに接触させる）動きがありますが、このときにバランスを崩さないように、軸足に体重を掛けるようにしてください。もしこの動きが難しく、どうしてもバランスを崩すなら、最初は足をかけないで横に移動するだけの動きをしてください。慣れてくれば、足を膝のウラに掛けてから下ろすようにしてください。

前ページの内歩進の形をイメージしながらおこなってください。

呼吸も重要です。どの動きで吸って吐くかは、写真に表示しています。

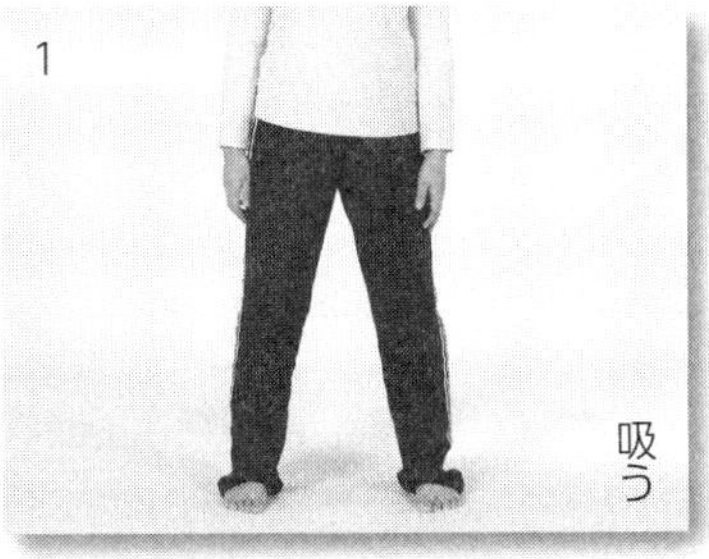

少し膝を曲げて力を抜いて立つ

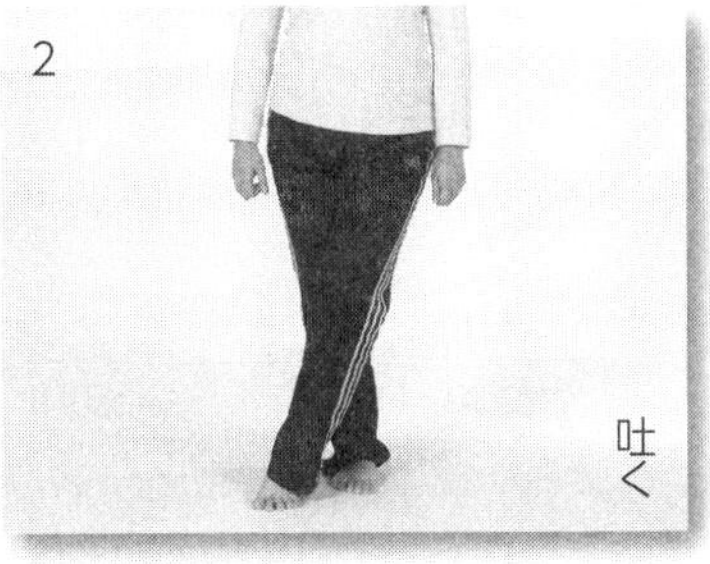

右足に重心をおき左足を右足の前に出しクロスさせる

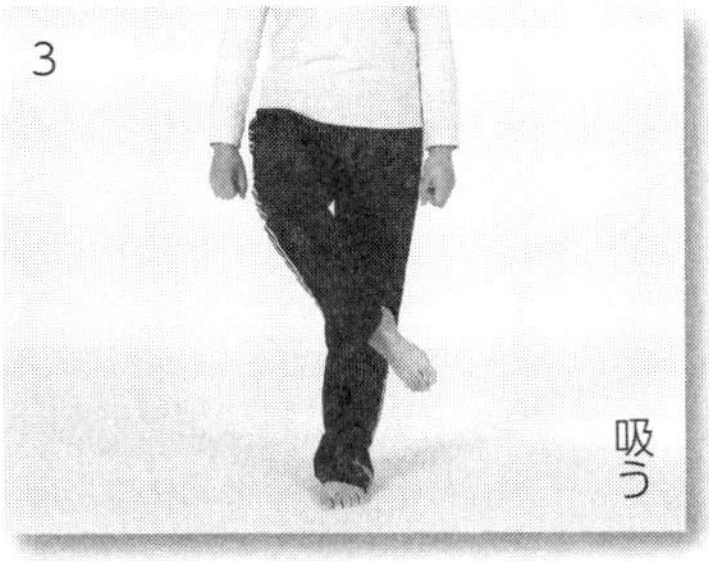

前に出した左足を軸にし重心移動して右足を左足の前膝に掛けて片足で立つ

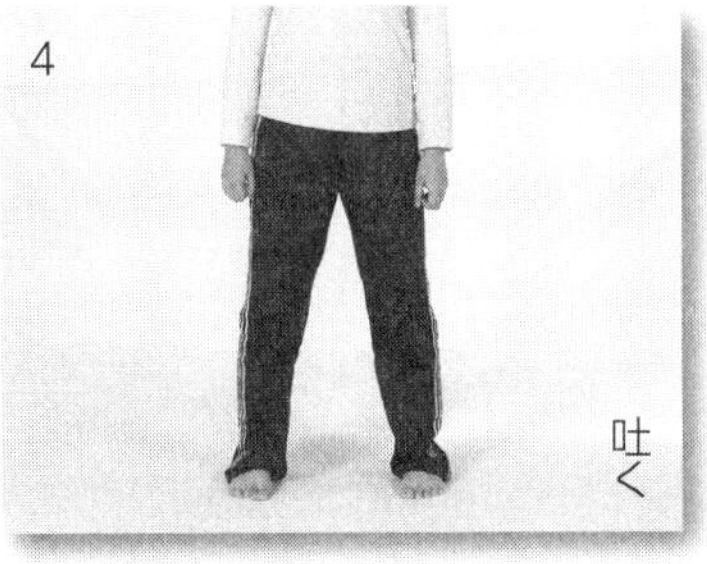

左膝に掛けた右足を着地させます。これで右に一歩進んだことになる

・内歩進の形

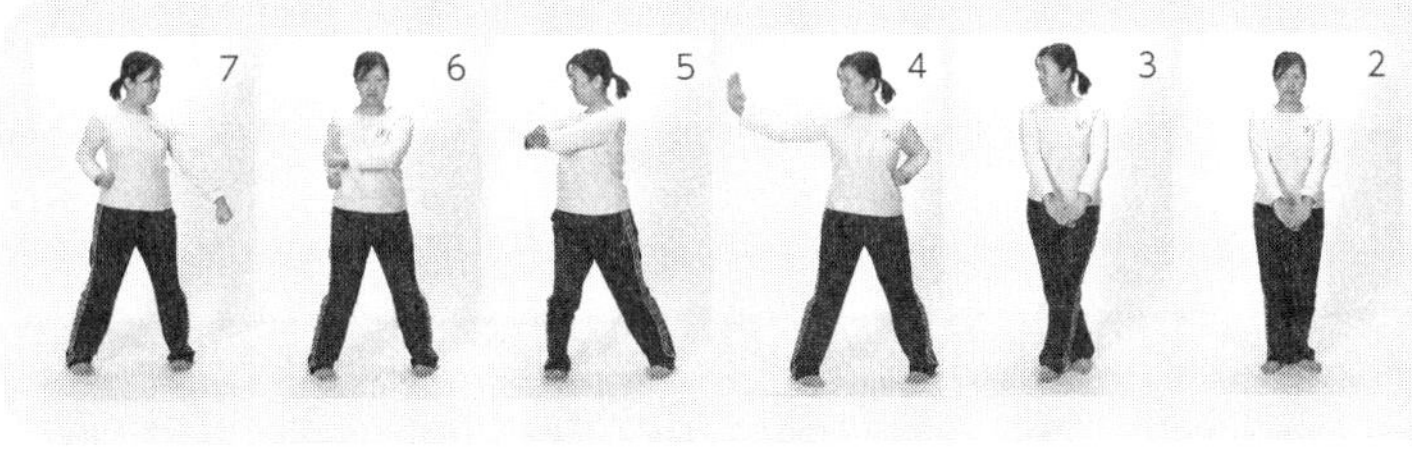

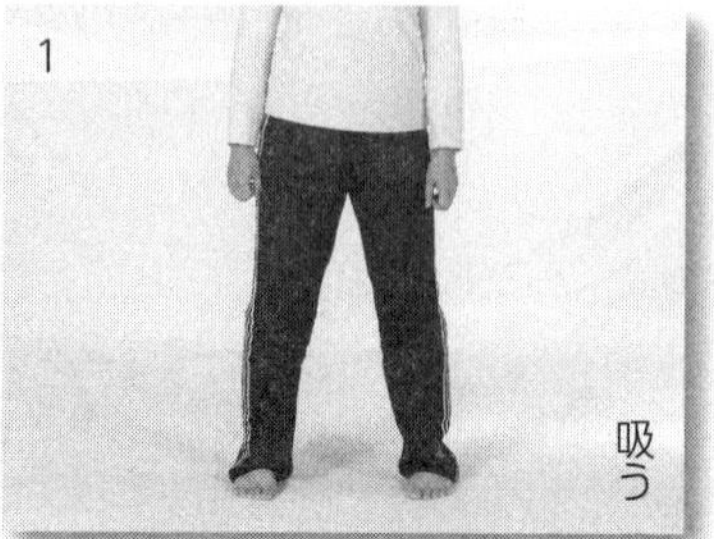

少し膝を曲げて力を抜いて立つ

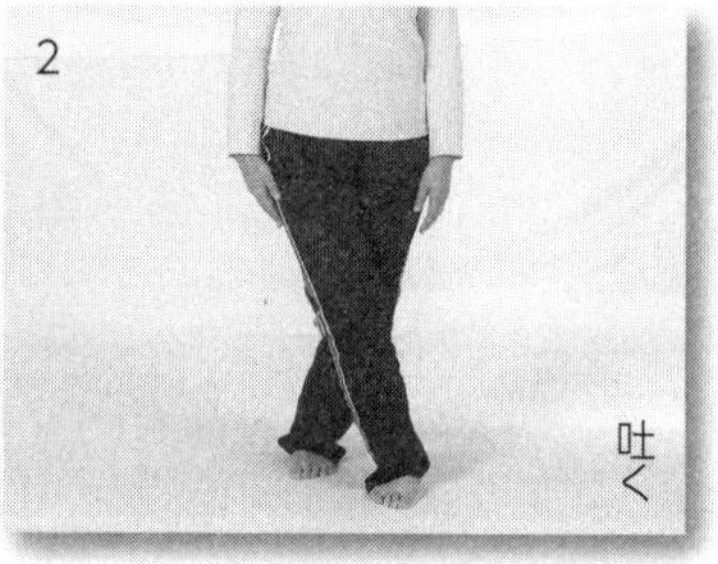

左足に重心をおき右足を左足の前に出しクロスさせる

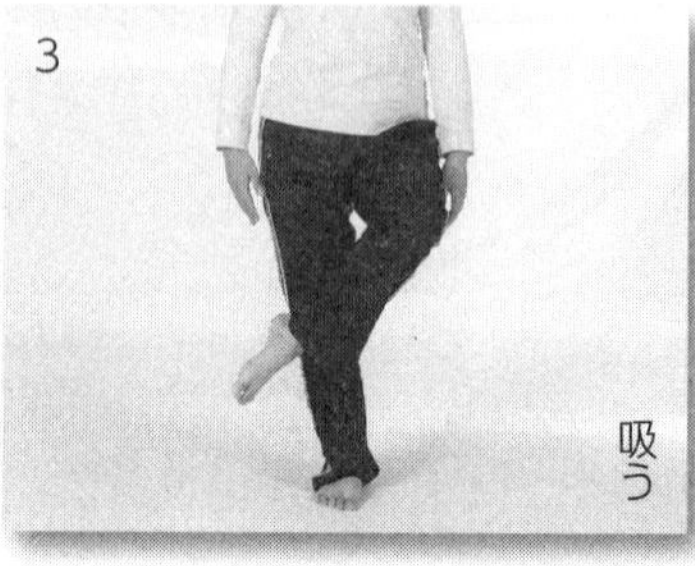

前に出した右足を軸にし重心移動して左足を右足の前膝に掛けて片足で立つ

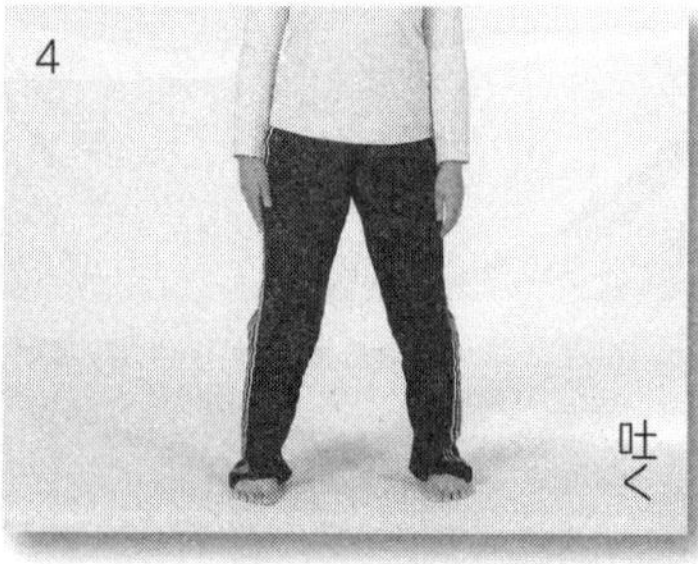

右膝に掛けた左足を着地させます。これで左に一歩進んだことになる

・内歩進の形

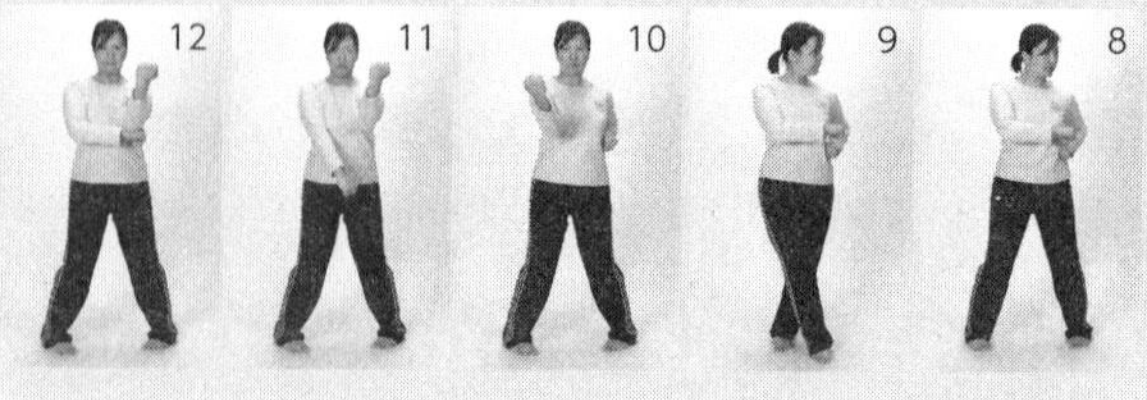

・内歩進の形

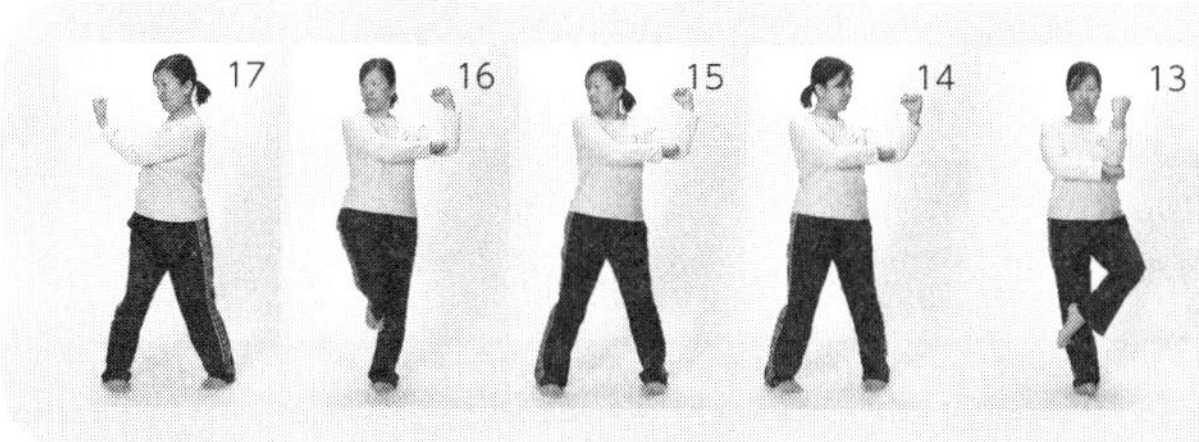

あとがき

私はこの本とは別に、空手道の糸東流と剛柔流の「形」の解説書を出版しています。これらは私が今まで追求してきた空手道、空手の形の詳細な動きを、写真と図解を使い、誰が見てもわかるようにしたものです。空手を修行する方法は、今まではほぼ口伝でおこなわれてきました。私もそうやって修行したのです。しかし、これからはそれではダメだ。空手の上級者が極めた技を、後世に残していかなければならない。少なくとも上級者にはその使命がある。そう考えて日本語、英語、フランス語で出版しました。

この「治す空手」も、出版の動機は同じです。私が考えて効果を出した方法を、私の周りの人たちだけでなく、広く「伝えていく」ことが私の使命だと思ったのです。脳梗塞を患い不自由な身体で生活されている多くの方たちに、この本が一条の光りとなることを願っています。

最後になりましたが、診察を勧めてくださった西尾健資先生、真剣に治療に向き合っていただいた和泉雅章先生、両角隆一先生をはじめ多くの先生方、そして、ややもすれば折れそうになる気持ちを、常に励まし応援していただいた米田守之氏、ありがとうございました。その他にも多くの方のおかげで出版することができました。心より感謝申し上げます。

平成26年6月1日

山田　治義

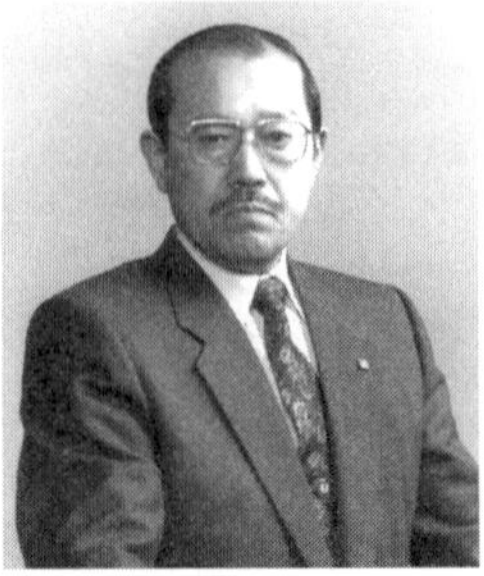

山田治義（やまだ　はるよし）

昭和 13 年　秋田県に生まれる
昭和 29 年　16 歳で斯道に入る
昭和 31 年　修交会会長宗家 故谷長治郎氏に師事
昭和 39 年　修交会尼崎支部開設
昭和 40 年　尼崎空手道協会設立・現会長
昭和 46 年　尼崎市城内にて義心舘設立
昭和 58 年　現在の尼崎市善法寺町に本部道場設立
　　　　　ユニバーシアード神戸大会にて空手道演武
平成 2 年　花と緑の博覧会大阪にて空手道演武
平成 3 年　兵庫県のじぎく賞受賞
　　　　　全日本空手道連盟公認八段位取得
平成 8 年　西日本実業団空手道連盟会長就任
　　　　　全日本実業団空手道連盟副会長就任
平成 10 年　糸東流修交会空手道連合会長就任
平成 11 年　全日本空手道連盟一級資格審査員就任
　　　　　尼崎市体育功労賞受賞
平成 18 年　芦屋大学客員教授就任
平成 20 年　兵庫県体育功労賞受賞
平成 21 年　ミズノスポーツメントール賞受賞
　　　　　山田派糸東流修交会宗家就任
平成 23 年　全日本実業団空手道連盟会長就任

治《なお》す空手《からて》　空手《からて》の形《かた》と呼吸法《こきゅうほう》で手足《てあし》は動《うご》く！

2014 年 6 月 25 日初版第 1 刷発行

著　　者　山 田 治 義
制作・発売　中央公論事業出版
〒 104-0031　東京都中央区京橋 2-8-7
電話　03-3535-1321
URL　http://www.chukoji.co.jp/

構　　成　今西　吉雄
装　　丁　制作スタジオ so much
写　　真　大江　眞一郎
写真協力　中林　さやか

印刷・製本／大日本印刷

ⓒ 2014 Yamada Haruyoshi
Printed in Japan

ISBN978-4-89514-426-1 C0047

◎定価はカバーに表示してあります。
◎落丁本・乱丁本はお手数ですが小社宛お送りください。
　送料小社負担にてお取り替えいたします。